# フローチャート女性漢方薬

## とくに女性には効果バツグン!

著 **新見正則**
さくらウィメンズクリニック浦安
帝京大学 医学部 外科 准教授

**鈴木美香**
聖隷健康サポートセンター
Shizuoka 所長

治療に困ったら MUST!

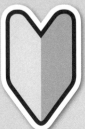

株式会社 **新興医学出版社**

# Flow Chart for Prescription of Kampo Medicine for Women

Masanori Niimi, MD, DPhil, FASC,
Mika Suzuki, MD, PhD

© First edition, 2019 published by
SHINKOH IGAKU SHUPPAN CO. LTD., TOKYO.
Printed & bound in Japan

# 推薦の言葉

　新たな元号の令和時代を迎え，女性がますます輝かしい活躍をみせてくれることでしょう．その一方で，心身ともに疲れや不調を訴える人も増加しています．婦人科などを受診しても解決できず，他の診療科でもよくならない方が増えています．そんなときに漢方がきっと役立つはずです．本書は女性に特有な症状ごとにフローチャートを用いて，おすすめの漢方薬を紹介しています．

　女性に漢方薬が好まれるのは，女性特有の症状や疾患に漢方薬がよく適合するからです．漢方では女性の特性を考慮して薬が選択されます．昔の漢方医は婦人科の病人も治療してきましたが，今日では西洋医学の発展により分化が進み，医療は専門外の治療から遠ざかります．しかし，病気は分かれているわけではなく，困惑するのは病人です．本当は専門知識を持つ医師が漢方治療をするのが望ましいのです．

　もともと外科で活躍されていた新見正則先生は，現在は婦人科の診療もされており，優れた漢方の知識と経験を本書に示されています．また鈴木美香先生は，婦人科での豊富な臨床経験に基づき上手に漢方を取り入れておられます．

　両先生の知見が詰まった本書を活用し，女性の悩みを解消してください．

令和元年 5 月

日本東洋医学会元会長名誉会員
松田邦夫

# はじめに

　僕は不妊治療のクリニックのお手伝いもしています．大学の同級生に頼まれての応援部隊です．そのクリニックでは出産まで面倒をみています．そんな挙児希望の方への漢方薬と，そして産科領域の漢方薬を僕が担当しました．また産婦人科を専門としない医師がご婦人に処方する漢方薬を僕が書きました．そして，婦人科の専門医の立場から鈴木美香先生に婦人科領域の漢方薬の有用性を語ってもらいました．とても役に立つフローチャートになったと思っています．

　いろいろな領域のフローチャートを作っていますが，もっとも基本となるのは10年前に上梓した『フローチャート漢方薬』です．松田邦夫先生から教えて頂いた叡智の結晶が『フローチャート漢方薬』です．その派生版のどこにも『フローチャート漢方薬』と矛盾する箇所はありません．

　今回の書籍も，『フローチャート漢方薬』がベースです．そこに，女性を診ている専門家はこのように使う，専門家でない医師はその領域にこのように対処するとよいですよというノウハウをまとめたものです．

　仮想病理概念の漢方に絶対はありません．和漢では現代中医学に比べて投与量も少なく，妊産婦に絶対禁忌な薬剤も含まれません．困っている患者さんに気軽に使用しましょう．みなさんの領域で患者さんの役に立てばいいのです．フローチャート的考え方を基本に使い始めてください．そして，みなさんの臨床経験をそこに加えて，みなさんご自身のフローチャートができ上がるお手伝いができれば本望です．

2019年5月　新見正則

# 目　次

推薦の言葉 …………………………………………… 3

はじめに ……………………………………………… 5

## モダン・カンポウの基本

西洋医のためのモダン・カンポウ ………………… 12

女性の疾患を漢方でみるときの心得 ……………… 13

漢方薬の副作用 ……………………………………… 14

女性漢方薬早見表 …………………………………… 20

## 女性のフローチャート　新見正則

婦人科の基本 ………………………………………… 25

加味逍遙散❷で疲れが抜けないと言われたら ……… 26

加味逍遙散❷投与中に他の訴えが：1 ……………… 28

加味逍遙散❷投与中に他の訴えが：2 ……………… 30

加味逍遙散❷投与中に他の訴えが：3 ……………… 32

加味逍遙散❷の変更を希望されたら ……………… 34

加味逍遙散❷が無効の時には ……………………… 36

挙児希望には：1 …………………………………… 40

挙児希望には：2 …………………………………… 42

挙児希望のパートナーにも ………………………… 44

不育症 ………………………………………………… 47

つわりに ……………………………………………… 48

## 女性のフローチャート　鈴木美香

### 女性の相談

月経不順 ················································· 66

月経困難症：1 ········································ 68

月経困難症：2 ········································ 70

過多月経 ················································· 72

月経前症候群（PMS）：1 ···················· 74

月経前症候群（PMS）：2 ···················· 76

月経前不快気分障害（PMDD）············· 78

子宮筋腫 ················································· 80

子宮内膜症 ············································· 82

更年期障害：1 ········································ 88

更年期障害：2 ········································ 90

過活動性膀胱 ·········································· 94

萎縮性腟炎 ············································· 96

バルトリン腺嚢胞 ··································· 98

不妊症の訴え ········································ 100

不妊症のストレス ································· 102

不育症の訴え ········································ 105

妊娠悪阻 ··············································· 106

産後うつ・マタニティーブルー ·········· 108

乳腺炎 ··················································· 110

乳房痛 ··················································· 113

術後イレウス ········································ 115

抗がん剤（タキサン系）によるしびれ ·········· 116

### 難治な症状

外陰部掻痒症 ········································ 118

多汗症 ………………………………………………… 120

子宮脱・子宮下垂 ………………………………… 122

摂食障害を疑ったら ……………………………… 124

## よくある症状

下腹部痛（骨盤痛） ……………………………… 126

便秘 …………………………………………………… 128

冷え症：1 …………………………………………… 130

冷え症：2 …………………………………………… 132

むくみ ………………………………………………… 134

頭痛 …………………………………………………… 136

めまい・身体動揺感 ……………………………… 138

動悸 …………………………………………………… 140

疲労倦怠感：1 ……………………………………… 142

疲労倦怠感：2 ……………………………………… 144

疲労倦怠感：3 ……………………………………… 146

睡眠障害 ……………………………………………… 148

イライラ：1 ………………………………………… 150

イライラ：2 ………………………………………… 152

肩こり ………………………………………………… 154

五十肩 ………………………………………………… 156

関節痛 ………………………………………………… 158

尋常性痤瘡（ニキビ） …………………………… 160

抜け毛・円形脱毛症 ……………………………… 162

爪が割れる・二枚爪 ……………………………… 164

手湿疹（主婦湿疹） ……………………………… 166

肥満症 ………………………………………………… 168

起立性調節障害 …………………………………… 170

思春期の月経トラブル …………………………… 172

おわりに ……………………………………………………… 181

参考文献 ……………………………………………………… 183

索引 …………………………………………………………… 187

※本書で記載されているエキス製剤の番号は株式会社ツ
　ムラの製品番号に準じています．番号や用法・用量は，
　販売会社により異なる場合がございますので，必ずご確
　認ください．
※本書は基本的に保険適用の漢方薬を記載しています．
※本書は使いやすさを優先に一般的に使用されている商
　品名で記載しました．

JCOPY 88002-587

## コラム

婦人科専門医ではない僕の婦人科外来 …………… 24

加味逍遙散❷投与時のお話 …………………………… 38

加味逍遙散❷の構成生薬 ……………………………… 39

実は当帰芍薬散❷は新しい …………………………… 46

加味逍遙散❷と移精変気 ……………………………… 50

移精変気の原点は『黄帝内経』 ……………………… 51

『蕉窓雑話』飛訳より「未婚の娘の妊娠」………… 52

『蕉窓雑話』にみる移精変気 ………………………… 54

僕の外来での移精変気 ………………………………… 57

産婦人科の専門医ではない先生方のために① ……… 58

産婦人科の専門医ではない先生方のために② ……… 59

産婦人科の専門医ではない先生方のために③ ……… 60

産婦人科の専門医ではない先生方のために④ ……… 61

産婦人科の専門医ではない先生方のために⑤ ……… 62

産婦人科の専門医ではない先生方のために⑥

　　15の豆知識 ………………………………………… 63

知っておきたい！　月経周期に応じて起こる

　　身体と体の変化 …………………………………… 84

知っておきたい！　月経異常 ………………………… 86

知っておきたい！　更年期：エストロゲン低下に

　　よって起こるさまざまな症状 …………………… 92

知っておきたい！　ホルモン補充療法 ……………… 93

知っておきたい！　女性のライフステージと

　　ホルモンの変化 …………………………………… 104

私が漢方薬を勉強し始めたきっかけ ………………… 112

女神のお薬ください …………………………………… 114

知っておきたい！　ピル ……………………………… 174

よくある相談「私，更年期ですか？」……………… 175

よくある相談「疲れが取れない」未病の改善

　　～補剤の活用～ …………………………………… 176

大豆は女性のミカタ？ ………………………………… 178

患者さんの訴えに寄り添える漢方 …………………… 180

# モダン・カンポウの基本

新見正則

# 西洋医のためのモダン・カンポウ

　漢方薬が西洋医学の補完医療として効果を発揮するためには，西洋医が漢方を使用することが必要です．腹部や脈，舌などの漢方の古典的診察によるヒントを用いなくても，役に立てば漢方薬を使用すればよいのです．そして漢方薬は保険適用されています．

　疑う前にまず使ってみましょう．そんな立ち位置がモダン・カンポウです．漢方薬は食事の延長と思って使用して構いません．しかし，確かに漢方には薬効があります．つまりまれに副作用も生じます．なにかあれば中止しましょう．それだけの注意を払って，患者さんに使用してください．

---

### 西洋医学の補完医療の漢方（モダン・カンポウ）

◉ 西洋医が処方する
◉ エキス剤しか使用しない
◉ 西洋医学で治らないものがメインターゲット
◉ 効かない時は順次処方を変更すればよい
◉ 現代医学的な視点からの理解を
◉ 古典を最初から読む必要はない
◉ 漢方診療（腹診や舌診）はしたほうがよいが必須ではない
◉ 明日からでも処方可能

大塚敬節先生は上記のような処方方法を「漢方薬治療」と呼んでいました．　　　　　　　　　　（「大塚敬節著作集」より）

# 女性の疾患を
# 漢方でみるときの心得

　漢方だけですべてを治そうとすることは厳禁です．しかし，漢方には限界があることを知っていれば，漢方を西洋医学的治療より先に使用しても OK です．また当然に，西洋医学的治療の後に使用しても，また西洋医学と併用しても OK です．

　器質的な症状には基本的に西洋医学的治療が優先されるべきでしょう．しかし，西洋医学的治療が優先されていれば漢方を併用することはまったく問題ありません．

　一方で，機能的な訴えには，むしろ漢方が最初に使用されることもあると思います．しばらく漢方で対応しても改善しないときには，西洋医学的治療を必ず勧めましょう．

　大切なことは，西洋医学と漢方は両輪ではないということです．西洋医学が断然に効果が望め，そして素晴らしいのです．漢方は補助輪です．極論すれば漢方がなくてもなんとかなりますが，西洋医学がなければ現代医療は崩壊します．

　西洋医学が万能ではないということを知って，西洋医学の恩恵を正しく理解して，そして漢方の補助輪としての役割を理解すれば，漢方は医療に貢献するでしょう．

　漢方薬にも副作用がまれですが起こりえます．有効であれば当然に副作用も生じます．「なにか起これば中止ですよ」と言い添えて，困っている患者さんに使用しましょう．

# 漢方薬の副作用

## なにか起これば中止ですよ.

保険適用漢方エキス剤を1包内服しただけで死亡した事例はありません.高齢者には無関係ですが,保険適用漢方エキス剤で流産・早産した報告も皆無です.漢方薬はOTCでも売られており,医師の処方箋がなくても薬剤師の先生の判断で投与できる薬剤です.つまり一番安全な部類の薬剤なのです.しかし,薬効がある以上,まれに副作用も出現します.そんな副作用は徐々に,ボツボツ起こるので,「なにか起これば中止ですよ」といい添えればまったく心配ありません.

しかし,認知機能の低下した高齢者では要注意です.「なにか起これば中止ですよ」の意味がわからないことがあるからです.そんな時は,2週間に一度の診察を行うことで安全に処方できると考えています.

## 麻黄剤

麻黄からエフェドリンが長井長義博士により単離されました.麻黄を含む漢方薬を漫然と長期投与すると血圧が上昇することがあります.注意して使用しましょう.一般外来では麻黄剤を長期投与する時は血圧計を購入してもらって,そして血圧が上がるようなら再受診や電話相談をするように指示します.それを嫌がる患者さんでは2週間毎の受診を勧めれば問題ありません.

「麻」の字がある漢方薬,麻黄湯㉗,麻杏甘石湯(55),麻杏薏甘湯(78),麻黄附子細辛湯(127),に麻黄が含まれていることは簡単に理解できます.問題は「麻」の字が含まれないが麻黄

を含む漢方薬です．葛根湯(1)，葛根湯加川芎辛夷(2)，小青竜湯(19)，越婢加朮湯(28)，薏苡仁湯(52)，防風通聖散(62)，五積散(63)，神秘湯(85)，五虎湯(95)などです．ちなみに升麻葛根湯(101)の「麻」は升麻，麻子仁丸(126)の「麻」は麻子仁のことで麻黄とは無関係です．

## 甘草含有漢方薬に注意

甘草はグリチルリチンを含みます．長期投与すると偽アルドステロン症を発症することがあります．血圧が上昇し，血清カリウムが下がり，そして下肢がむくみます．甘草が1日量で2.5 gを超えると薬剤師の先生から，甘草の量を把握したうえで処方しているかの確認の電話をもらうことがあります．

しかし，他院で芍薬甘草湯(68)を1日3回数年間処方されてもまったくなんでもない患者さんが何人もいました．芍薬甘草湯(68)は構成生薬が2種類で漫然と投与すると耐性を生じ，また偽アルドステロン症の危険もあります．漢方を理解して処方していれば起こらないことですが，現実的に残念ながら起こっていることです．甘草含有量が多い漢方薬は**表1**のとおりです．

表1　甘草 2.5 g 以上含む漢方薬

| | |
|---|---|
| 6 g | 芍薬甘草湯(68) |
| 5 g | 甘麦大棗湯(72) |
| 3 g | 小青竜湯(19)，人参湯(32)，五淋散(56)，炙甘草湯(64)，芎帰膠艾湯(77)，桂枝人参湯(82)，黄連湯(120)，排膿散及湯(122)，桔梗湯(138) |
| 2.5 g | 半夏瀉心湯(14) |

一方で甘草は128内服薬中94処方に含まれています．すると漢方薬の併用で甘草は重複投与となり，甘草の量が2.5 gを超えることは多々あります（**表2**）．注意すればまったく問題ないことですが，漫然とした長期投与は要注意です．

**表2　エキス剤を複数処方する時は甘草の量に注意**

| 処方①（甘草 g） | 処方②（甘草 g） | ①＋②の甘草量（g） |
|---|---|---|
| 芍薬甘草湯 68 (6) | 柴胡桂枝湯 10 (2) | 8 |
| 芍薬甘草湯 68 (6) | 疎経活血湯 53 (1) | 7 |
| 小青竜湯 19 (3) | 小柴胡湯 9 (2) | 5 |
| 苓甘姜味辛夏仁湯 119 (2) | 小青竜湯 19 (3) | 5 |
| 麦門冬湯 29 (2) | 小柴胡湯 9 (2) | 4 |
| 白虎加人参湯 34 (2) | 小柴胡湯 9 (2) | 4 |
| 麻杏甘石湯 55 (2) | 小柴胡湯 9 (2) | 4 |
| 苓甘姜味辛夏仁湯 119 (2) | 小柴胡湯 9 (2) | 4 |
| 葛根湯 1 (2) | 桂枝加朮附湯 18 (2) | 4 |
| 越婢加朮湯 28 (2) | 防已黄耆湯 20 (1.5) | 3.5 |
| 疎経活血湯 53 (1) | 当帰四逆加呉茱萸生姜湯 38 (2) | 3 |

※生薬が重なる時は，エキス剤では処方①＋②の合計，煎じ薬では多いほうのみを処方します

利尿剤を内服しているとカリウムが4以下となり不整脈を気遣う医師では，甘草含有漢方薬の投与を躊躇することがあります．そんな時は甘草を含まない漢方薬を知っていることが大切です．甘草を含まない漢方薬でも結構対応可能です．

煎じ薬では去甘草（甘草を除く）とすればよいのですが，

構成生薬が固定されている漢方エキス剤では生薬を抜くことはできません．甘草を投与したくない時，そして漢方を与えたい時は**表3**のなかから甘草を含まない漢方薬を選ぶことになります．

表3　甘草を含まない処方

| | |
|---|---|
| 麻黄剤 | 麻黄附子細辛湯127 |
| 瀉心湯 | 黄連解毒湯15，温清飲57，三黄瀉心湯113 |
| 柴胡剤 | 大柴胡湯8，柴胡加竜骨牡蛎湯12 |
| 参耆剤 | 半夏白朮天麻湯37 |
| 腎虚に | 八味地黄丸7，六味丸87，牛車腎気丸107 |
| 血虚に | 七物降下湯46，四物湯71 |
| 駆瘀血剤 | 当帰芍薬散23，桂枝茯苓丸25，大黄牡丹皮湯33 |
| 水毒に | 五苓散17，小半夏加茯苓湯21，猪苓湯40 |
| 附子剤 | 真武湯30 |
| 建中湯 | 大建中湯100 |
| 下　剤 | 麻子仁丸126，大承気湯133 |
| その他 | 半夏厚朴湯16，呉茱萸湯31，木防已湯36，茯苓飲69，辛夷清肺湯104，猪苓湯合四物湯112，茯苓飲合半夏厚朴湯116，茵蔯五苓散117，三物黄芩湯121，桂枝茯苓丸加薏苡仁125，茵蔯蒿湯135 |

## 小柴胡湯⑨（添付文書の禁忌事項）

①インターフェロン製剤を投与中の患者
②肝硬変，肝癌の患者
③慢性肝炎における肝機能障害で血小板数が 10 万/$mm^3$ 以下の患者

保険適用漢方エキス剤で唯一の禁忌項目は小柴胡湯⑨にあります．

高齢者では原発性肝癌や転移性肝癌に罹患している人も少なくありませんので，注意が必要です．

なお，この禁忌事項は小柴胡湯⑨にのみ適応され，不思議なことに小柴胡湯⑨含有漢方薬である柴胡桂枝湯⑩，柴陥湯(73)，柴朴湯(96)，小柴胡湯加桔梗石膏(109)，柴苓湯(114)には禁忌の記載はありません．

## 腸間膜静脈硬化症

最近注目されている山梔子による副作用です．山梔子含有漢方薬を 5 年以上内服している時には特に注意が必要といわれています（表 4）．下痢，腹痛，便秘，腹部膨満，嘔気，嘔吐などが繰り返し現れた場合や便潜血が陽性となった時は念のため，大腸内視鏡検査を行いましょう．僕はまったく気にせず使っていますが，こんな副作用があると知っておくことは大切です．

表 4　山梔子を含む漢方薬

黄連解毒湯⑮，加味逍遙散㉔，荊芥連翹湯㊿，五淋散(56)，温清飲(57)，清上防風湯(58)，防風通聖散(62)，竜胆瀉肝湯(76)，柴胡清肝湯(80)，清肺湯(90)，辛夷清肺湯(104)，茵蔯蒿湯(135)，加味帰脾湯(137)　など

# 女性漢方薬早見表

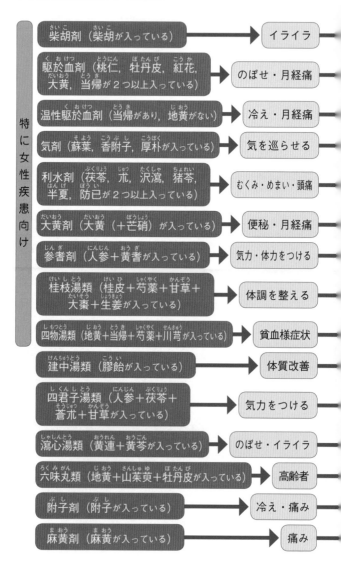

加味逍遙散 24，柴胡桂枝乾姜湯 11，柴胡加竜骨牡蛎湯 12

加味逍遙散 24，桂枝茯苓丸 25，桃核承気湯 61

当帰芍薬散 23，当帰建中湯 123

半夏厚朴湯 16，香蘇散 70，柴朴湯 96

五苓散 17，真武湯 30，半夏白朮天麻湯 37

桃核承気湯 61，大黄牡丹皮湯 33，通導散 105

補中益気湯 41，十全大補湯 48，加味帰脾湯 137

桂枝加竜骨牡蛎湯 26，当帰四逆加呉茱萸生姜湯 38

四物湯 71，温清飲 57

小建中湯 99，黄耆建中湯 98

六君子湯 43，十全大補湯 48

黄連解毒湯 15，女神散 67，温清飲 57

八味地黄丸 7，牛車腎気丸 107

真武湯 30，桂枝加朮附湯 18

麻黄湯 27，麻黄附子細辛湯 127

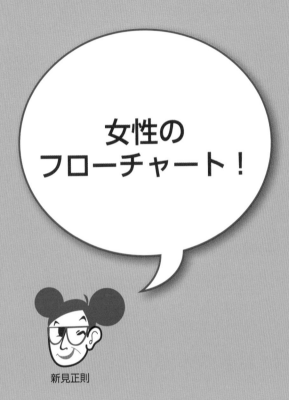

**コラム** 婦人科専門医ではない僕の婦人科外来

　モダン・カンポウの立ち位置は，西洋医学では治せない訴えに保険適用漢方エキス剤で対応することです．つまり，まず西洋医学の婦人科を受診しているのです．そんな方達が僕の外来に来ます．西洋医学では治らない人の他，西洋医学では病気ではないと言われている人，もっと良くなりたい人などさまざまです．そんな患者さんの多くは命には別状のない症状です．でも困っているから来院されます．大切なことは，それぞれの患者さんの困っていることに共感してあげることです．そして処方する漢方薬の半数以上は加味逍遙散❷なのです．加味逍遙散❷が実際に効いているのか，または時間稼ぎで使用して，僕の話術で良くなっていくのかはわかりません．しかし，多くの患者さんが僕に出逢ったことを，僕の漢方治療を受けたことに感謝します．そんな外来でいいですよね．「本当に漢方が効いているの？」と怪訝に思う人もいます．僕は，「漢方は道具でいい」と思っています．漢方の力と，僕の共感を伴った話術と，そして時間経過で，本人の訴えが改善するのだと思っています．しかし長い会話，長い診療時間は避けましょう．何分話しても彼女達は満足しません．僕は10分ぐらいにしています．「もっと話したければ明日もおいで」と言い添えればよいのです．そんな一言も大切な外来診療の知恵です．

　　　　　　　　　　　　　　　　　　　　　　（新見）

# 婦人科の基本

訴え多く
経過が長い！

## 加味逍遙散 ㉔

柴胡があるのでこじれた状態に効きます．山梔子で気持ちが鎮まり，牡丹皮や当帰があるので瘀血（古血の溜まり）の改善に有効です．

### ひとこと MEMO

加味逍遙散㉔と当帰芍薬散㉓，そして桂枝茯苓丸㉕は婦人科の三大処方と言われます．しかし婦人科を専門としない僕の外来を訪れる方に最初に使う漢方薬は加味逍遙散㉔です．これを出して無効なときに次を考えます．さらに自律神経失調症とか更年期障害と他院で診断されているときは，ほぼ間違いなく加味逍遙散㉔が有効で1年ぐらい気長に処方します．

# 加味逍遙散❷で疲れが
# 抜けないと言われたら

ファーストチョイス ──────

加味帰脾湯 ❶❸❼ が
胃に障る ──────

### ひとこと MEMO

ともかく経過が長く，訴えの多い女性には（実は男性でも
OK）加味逍遙散❷をまず処方します．その後，疲れが抜けな
い，ウツウツ気分が募るなどには，人参と黄耆を含んだ参耆剤
である加味帰脾湯❶❸❼を使用します．加味逍遙散❷のお疲れ
バージョンといったイメージで熟眠感も増します．加味逍遙
散❷を毎食前，加味帰脾湯❶❸❼を眠前としても使用可能です．

26                                88002-587 JCOPY

## 加味帰脾湯 (137)

加味逍遙散㉔の参耆剤バージョンといったイメージです．疲れやウツウツ気分が著明であれば加味逍遙散㉔を飛ばして，まず加味帰脾湯(137)から使用しても OK です．

## 帰脾湯 (65)

加味帰脾湯(137)から柴胡と山梔子を抜いたものが帰脾湯(65)です．加味帰脾湯(137)で胃が重くなるというときは，帰脾湯(65)なら通常内服可能です．

### ひとことMEMO

加味帰脾湯(137)も帰脾湯(65)も参耆剤です．保険適用漢方エキス剤の参耆剤は他に 8 種類あります．参耆剤の王様の補中益気湯㊶，貧血の十全大補湯㊽，フレイル向けの人参養栄湯(108)，リウマチの大防風湯(97)，めまいの半夏白朮天麻湯㊲，泌尿器の清心蓮子飲(111)，夏バテの清暑益気湯(136)，そして胸痛向けの当帰湯(102)です．

## 加味逍遙散 ❷ 投与中に他の訴えが：1

### むくむ

### 化粧の乗りが悪い

### 頻尿になった

#### ひとこと MEMO

更年期障害や自律神経失調症と他院で診断されている症状はともかく気長に加味逍遙散❷です．しかし，他の訴えが生じ，その改善を強く望むときがあります．加味逍遙散❷の長期投与で多くの症状は改善するのですが，ある症状に急いで対応するときは併用します．一緒に飲ませています．建前は食前ですが拘泥しません．

## 加味逍遙散 ❷❹ ＋五苓散 ❶❼

五苓散❶❼は水のアンバランスを直す王様です．当帰芍薬散❷❸には五苓散❶❼に近い成分が含まれますが，加味逍遙散❷❹を続行したいので五苓散❶❼をアドオン．

## 加味逍遙散 ❷❹ ＋四物湯 ❼❶

四物湯❼❶は血虚（貧血様の諸症状）を直す基本的処方です．加味逍遙散❷❹との併用はお肌の訴えなどに喜ばれます．

## 加味逍遙散 ❷❹ ＋八味地黄丸 ❼

頻尿の第一選択は漢方では八味地黄丸❼と思っています．それを加味逍遙散❷❹と併用します．本当の丸剤の八味丸も医療用漢方で使用可能です．

### ひとこと MEMO

漢方薬は併用すると効果が弱くなるのが建前です．しかし，基本は生薬数によります．保険適用漢方エキス剤でもっとも構成生薬数が多いのは防風通聖散❻❷で 18 種類です．ですから，僕は 18 種類までは一緒に飲ませていいという建前でいます．どうしても効果を高めたいときは食前と食後に分けての内服を勧めています．

JCOPY 88002-587

# 加味逍遙散❷投与中に
# 他の訴えが：2

気が晴れない

めまい

頭痛

### ひとこと MEMO

　加味逍遙散❷は気長に飲みます．そんな経過中に諸症状が
出現します．基本的考え方は加味逍遙散❷は変更せず続行し
て，フローチャート漢方薬シリーズにある処方を上乗せしま
す．漢方薬は単剤投与が基本で，またそのほうが，上達が早
いのです．それぞれを単剤で試した後，併用するのが基本で
す．最初から併用するとどちらが効いたかわかりませんね．

## 加味逍遙散 ㉔ ＋香蘇散 ㉚

香蘇散㉚を飲むと気が晴れます．加味逍遙散㉔を飲んでもまだ不十分というときに香蘇散㉚を併用します．保険病名は風邪の初期のみですので「慢性風邪様病変」とか工夫して下さい．

## 加味逍遙散 ㉔ ＋苓桂朮甘湯 ㊴

めまいのファーストチョイスは苓桂朮甘湯㊴です．加味逍遙散㉔投与中のめまいはオートマチックに苓桂朮甘湯㊴を併用しましょう．

## 加味逍遙散 ㉔ ＋呉茱萸湯 ㉛

頭痛には呉茱萸湯㉛です．トリプタン製剤を飲んでいる時の呉茱萸湯㉛はトリプタン製剤の内服量を減らします．呉茱萸湯㉛は生薬数が4つにて併用問題なしです．

### ひとこと MEMO

加味逍遙散㉔の長期投与で新たに出現した症状は，加味逍遙散㉔があまり有効でないとわかりますので，加味逍遙散㉔を維持したまま，躊躇なく併用しましょう．併用剤が増えると保険請求に問題が生じるときがあります．僕は毎食前の2剤までは問題なし，そして就寝前の下剤や熟眠感を増す漢方を加えて3剤までは OK としています．

JCOPY 88002-587

# 加味逍遙散 ㉔ 投与中に
# 他の訴えが：3

冷え・痛み

下痢

膝痛

### ひとこと MEMO

　煎じ薬であれば，加味逍遙散㉔をベースに生薬を加えることは簡単です．冷えや痛みには附子，痛みには麻黄，便秘には大黄，頭痛には呉茱萸などが基本のパターンです．保険適用漢方エキス剤では附子と紅参，薏苡仁などが併用追加のために用意されています．附子は冷えがなくても漢方の働きを増強するので，高齢者にはよく少量を加えます．

## 加味逍遙散 ㉔ ＋附子

附子は漢方と併用で増量可能な生薬です．希望するグラム数で処方可能です．1.5 g から 4 週間毎に増量です．熱薬でまた鎮痛効果もあります．

## 加味逍遙散 ㉔ ＋桂枝加芍薬湯 ㉖

加味逍遙散㉔には柴胡が入っているので，下痢することがあります．そんなときでも患者さんが加味逍遙散㉔の継続を希望すると桂枝加芍薬湯㉖をアドオンしています．

## 加味逍遙散 ㉔ ＋防已黄耆湯 ⑳

色白のご婦人で，小肥りで，膝の痛みを訴えれば防已黄耆湯⑳です．より効果を増すには越婢加朮湯㉘も加えますが，麻黄剤にて注意が必要です．

### ひとこと MEMO

煎じ薬では 2 剤を併用するときに，同じ生薬がダブれば，用量が多いほうに揃えます．加味逍遙散㉔には甘草が 1.5 g 含まれています．防已黄耆湯⑳にも甘草が同量含まれています．併用時には甘草の重複に注意しましょう．甘草の過量投与は偽アルドステロン症を引き起こすことがあります．特に高齢の女性で起こりやすいのです．

# 加味逍遙散㉔の変更を
# 希望されたら

## 1つのことに
## こだわる

## 気持ちがたかぶる

## ストレスが多い

### ひとこと MEMO

　昔は患者さんに加味逍遙散㉔の変更を懇願されても,「わかった！」と言って同じ処方を継続可能でした. 煎じ薬なので,「同じように見えるが先生は少々内容を変えてくれたのだろう」と思ってもらえたからです. 実は変更はされていないのです. そして後日,「先生, お薬いろいろと変更していただいて楽になりました.」という人が多々見られたのです.

## 女神散 ❻❼

大塚敬節先生は有閑マダムのような人を女神散❻❼タイプの女性と表現しています．1つのことにこだわり続ける，そしてちょっとカッカしているといったイメージです．

## 抑肝散 ❺❹

かんしゃくを抑える漢方薬です．子どもの夜泣きに頻用された処方です．イライラが極まる感じのときに使用しています．

## 柴胡加竜骨牡蛎湯 ⓬

ストレスといえば，これを出しています．血圧もそこそこ下がります．『傷寒論』の原典とは異なり大黄がないので誰にでも使用可能です．

---

### ひとこと MEMO

エキス剤の変更を希望されると，同じ加味逍遙散㉔を処方する訳にはいきません．すぐに同じ薬とバレてしまいます．そこで「本当は加味逍遙散㉔を続行したいのだ」という気持ちを持ちながら，上記の漢方薬に浮気をして，それが無効ならまた加味逍遙散㉔に戻すのです．そしてまた，処方の変更希望があれば，適宜変更し，また加味逍遙散㉔に戻します．

# 加味逍遙散❷が
# 無効の時には

華奢なタイプ

がっちりタイプ

頑固な便秘あれば

### ひとこと MEMO

　僕の漢方の師匠は松田邦夫先生です．松田邦夫先生の師匠は大塚敬節先生です．大塚敬節先生は高知から東京に出てきて田端にあった湯本求真先生を師と仰ぎました．その湯本求真先生が，慢性疾患の人にはまず，華奢なタイプに小柴胡湯❾＋当帰芍薬散❷，がっちりタイプに大柴胡湯❽＋桂枝茯苓丸❷を処方したそうです．柴胡剤＋駆瘀血剤ですね．

## 当帰芍薬散 ㉓
## ＋小柴胡湯 ❾

小柴胡湯❾は人参を含みますので華奢向け．当帰芍薬散㉓は華奢向けの駆瘀血剤です．この2つを一緒に気長に処方します．

## 桂枝茯苓丸 ㉕
## ＋大柴胡湯 ❽

大柴胡湯❽は大黄を含み，人参はないのでがっちりタイプ向けです．桂枝茯苓丸㉕はがっちりタイプの駆瘀血剤です．この2つを一緒に気長に処方します．

## 桃核承気湯 ㉖
## ＋大柴胡湯 ❽

桃核承気湯㉖は大黄と芒硝を含むので「承気湯」という字があるのです．強力な瀉下剤で駆瘀血剤です．この2つを一緒に気長に処方します．

### ひとことMEMO

　加味逍遙散㉔は柴胡を含むので柴胡剤です．そして当帰と牡丹皮があるので駆瘀血剤です．生薬から効果を類推する方法は『3秒でわかる漢方ルール』（新興医学出版社）を参照して下さい．つまり加味逍遙散㉔1つで柴胡剤＋駆瘀血剤なのです．これを気長に処方する意味が腑に落ちます．これが無効なときは他の柴胡剤＋駆瘀血剤を試すのです．

## コラム 加味逍遙散㉔投与時のお話

　漢方は基本的に患者さんに答えがあります．患者さんが訴えた症状が楽になれば，どんな漢方薬でも効いているのです．古典に書いていないとか，漢方診療の結果とは異なるとかは，まったく問題ありません．だからこそモダン・カンポウの立ち位置では，敢えて古典の読破も，漢方診療も処方選択には必須ではないとしています．治れば，楽になれば，それでいいのです．

　ところが，加味逍遙散㉔タイプのご婦人は要注意です．加味逍遙散㉔タイプというのはいつも病気を探している人です．最初の訴えがよくなっても，次の不調を探しています．西洋医学的にデジタル化できない訴えは本人の発言に左右されます．痛い，冷える，めまいがする，耳鳴りがする，しびれる，などなどです．そんな訴えに傾聴と称して，すべて耳を傾けて，そしていちいち対応していたのでは根本的な治療ができません．治療の基本は加味逍遙散㉔の続行とするのです．患者さんに治ると言うと負けます．ですから僕は「漢方は相当有効ですよ．半分はよくなります．残りの半分は自分で治すのですよ」と言い添えています．いつも文句を言いたいタイプですから，患者さんの発言ではなく，患者さんの全身から醸し出される雰囲気で治っているのか，変わっていないのかを判断します．決して，患者さんの言い分を鵜呑みにしてはいけないのです．

（新見）

### コラム 加味逍遙散㉔の構成生薬

●加味逍遙散㉔は柴胡, 芍薬, 茯苓, 山梔子, 生姜, 薄荷, 甘草, 牡丹皮, 蒼朮, 当帰の10種類が構成生薬
●当帰芍薬散㉓は, 芍薬, 茯苓, 蒼朮, 当帰, 川芎, 沢瀉の6種類が構成生薬
●桂枝茯苓丸㉕は, 芍薬, 茯苓, 桃仁, 牡丹皮, 桂皮の5種類が構成生薬
☆この婦人の三大処方に共通する生薬は実は芍薬と茯苓なのです．
○加味逍遙散㉔と当帰芍薬散㉓の共通生薬は, 蒼朮, 当帰, 芍薬, 茯苓
○加味逍遙散㉔と桂枝茯苓丸㉕の共通生薬は, 牡丹皮, 芍薬, 茯苓
○当帰芍薬散㉓と桂枝茯苓丸㉕の共通生薬は, 芍薬, 茯苓です．

　全部を混ぜると, 加味逍遙散㉔プラス沢瀉・川芎・桃仁・桂皮です．たった14種類の生薬が婦人科三大処方をすべて合わせたものです．加味逍遙散㉔合当帰芍薬散㉓合桂枝茯苓丸㉕とも言えます．なぜ, 加味逍遙散㉔に4つの生薬を加えたこの合方が婦人科の漢方として覇権を握らなかったのかが僕には気になります．すると, 敢えて生薬を抜いたほうが, 効果は優れていたということを暗示します．漢方薬は生薬の足し算の叡智ですが, 実はある生薬を故意的に抜いて使えるようになる段階が, 達人の手前と僕は思っています．

（新見）

# 挙児希望には：1

ファーストチョイス

セカンドチョイス

### ひとこと MEMO

　挙児希望の人が漢方だけでうまくいくと考えるのはまった
く間違っています．現代西洋医学的検査や治療の補助として
漢方を使用すべきです．当帰芍薬散㉓はまず不妊治療には併
用されるべき漢方薬です．添付文書には妊婦に対する安全性
は不明とありますが，保険適用漢方エキス剤で流産・早産し
た報告はありません．

## 当帰芍薬散 ㉓

不妊治療を行っている患者さんが,漢方嫌いでなければぜひとも併用しましょう.昔の知恵も役に立ちます.特段問題なく飲めれば,しばらく続行です.

## 温経湯 ⓚ

当帰芍薬散㉓がまずくて苦痛なときには,セカンドチョイスとして温経湯ⓚです.当帰芍薬散㉓も温経湯ⓚもまずいというご婦人は稀です.

---

### ひとこと MEMO

　当帰芍薬散㉓の臭いが苦手な人がいます.そんな時には温経湯ⓚを使用します.温経湯ⓚも同じような臭いがするのですが,不思議にこちらなら飲めるご婦人がいます.まずくて,まずくて飲むのが苦痛という漢方薬は,概ねどの領域でもあまり著効しません.挙児希望の時も同じです.不妊治療の補完医療としてぜひとも漢方薬を併用しましょう.

# 挙児希望には：2

BMI<18.5

BMI>30

FSH>10

AMH<2.0

## ひとこと MEMO

　健康な体で妊娠率は上昇します．不健康な体では妊娠率は低下します．BMIが18.5以下のような極端なやせの場合は，六君子湯❹で体重を増やしましょう．六君子湯❹から陳皮と半夏を抜いた四君子湯❼でもOKです．漢方で不妊に対応した作戦のひとつは，当帰芍薬散❷を飲めるような体を作ることでした．肥満には大柴胡湯❽で対応です．

## 六君子湯 ㊸

やせすぎでは妊娠率は低下します．六君子湯㊸を飲めない時は四君子湯㊕をトライ．

## 大柴胡湯 ❽

太り過ぎも妊娠率は低下します．食事の指導をしっかり行って，大柴胡湯❽を併用します．

## 当帰芍薬散 ㉓

FSHの上昇はエストロゲンの機能の低下を反映します．エストロゲンは女性ホルモンにて当帰芍薬散㉓を投与します．

## 温経湯 ⓚ

AMHの低下は卵巣機能の低下を反映します．僕は温経湯ⓚを使用しています．

### ひとこと MEMO

検査結果によって使う漢方薬を変える方法を覚えると，次のステップに進むと思っています．検査結果を理解できる西洋医が漢方薬を使って，よりよい使い方を開発すればいいのです．僕はエストロゲンの機能低下には当帰芍薬散㉓，卵巣機能低下には温経湯ⓚで対応しています．

## 挙児希望の
## パートナーにも

### ファーストチョイス

### セカンドチョイス

### ひとこと MEMO

八味地黄丸**7**も補中益気湯**41**も精子の運動能力を増強させるという研究があります．八味地黄丸**7**は精力増強作用がある漢方薬，補中益気湯**41**は疲れに著効する漢方薬というイメージです．昼間，会社ではちょっと恥ずかしくて飲みにくい人は，1日2回，つまり会社に行く前と，帰宅後のどこかのタイミングで内服しましょう．2回でも相当有効です．

44                                                88002-587 **JCOPY**

## 八味地黄丸 ❼

金沢の遊郭の前に地黄煎町がありました．昭和の中期まで実存した町名です．地黄の精力増強作用に期待して地黄の飴を売ったことにちなんだ町名です．

## 補中益気湯 ㊶

朝鮮人参と黄耆を含む参耆剤の王様です．疲れているパートナーにはぜひとも内服してもらいましょう．八味地黄丸❼が胃に障るときにも使用します．

---

### ひとこと MEMO

　不妊の原因は男性のみが24％，女性のみが41％，夫婦両方が24％，そして原因不明が11％という報告があります．すると男性が原因の不妊は48％，そして女性が原因の不妊が65％になります．半数は男性にも原因があるのです．そして夫婦で不妊治療をしている意識がなにより大切です．そのためにもパートナーにも漢方薬を飲んでもらいましょう．

**コラム** 実は当帰芍薬散㉓は新しい

　当帰芍薬散㉓は，フローチャート漢方薬シリーズでは，「生理・妊娠・出産で悪化するどんな訴えにも」となっています．そんな出産関係の訴えに対する万能薬なのです．この当帰芍薬散㉓は日本漢方（和漢）のバイブルと言われる『傷寒論』に載っています．後漢の頃，今から約1,800年前に記されたとされるものです．ところが，現代中医学では頻用されていません．つまり現代中医学の基本的教科書である『方剤学』に収載されている約400の中に，当帰芍薬散㉓はないのです．中国では中医師と西洋医は別のコースで5年間勉強します．その基本的な中医師の教科書に当帰芍薬散㉓はありません．友人の中医師に訊ねると使わないことはないが頻用はしないとの返事でした．

　一方でわが国でも実は江戸時代中期まであまり使われていません．尾台榕堂（1799-1870）の『類聚方広義』でも当帰芍薬散㉓は未試方（使っていない処方）に分類されています．予断ですが，麦門冬湯㉙も『類聚方広義』では未試方です．当帰芍薬散㉓を世に広めたのは吉益東洞（1702-73）の長男である吉益南涯（1750〜1813）と，浅田宗伯（1815-94）が『勿誤薬室方函口訣』の中で語っています．

　これほどまでに現代日本では珍重されている漢方薬が中医学ではほぼほぼ有名ではなく，また日本でも日の目を見ない時代が長く続いたとは面白いことです．

（新見）

# 不育症

## どんな不育症にも

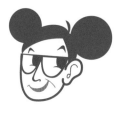

### 柴苓湯 ⑭

柴苓湯⑭は小柴胡湯❾と五苓散⑰を合わせた漢方薬です．不育症に漢方薬を併用するならば，まずこれが選択されます．

#### ひとこと MEMO

不育症というのは妊娠しても継続できずに，流産・死産を繰り返してしまうことです．不育症の多くは原因が実は不明です．原因検索のために夫婦の染色体検査や免疫学的検査を行いますが，標準的な検査や治療法がないのが現状です．そんな時にはすこしでもよいと思うことを積み重ねましょう．そのひとつが柴苓湯⑭です．

# つわりに

## ファーストチョイス

## セカンドチョイス

### ひとこと MEMO

点滴がなかった時代，食べられない状態が続いて，そして水も飲めない状態になると，本当に困ったのです．つわりの原因は実はいまでも不明です．昔は吐いても，吐いても漢方薬を飲ませて，そしてすべての水を吐くわけではなく，いくらかは水分補給になると思って飲ませ続けました．今は，漢方で無効なら，すぐに点滴をしましょう．

## 小半夏加茯苓湯 ㉑

半夏，茯苓，生姜の3種類で構成される漢方薬です．昔から冷やして飲むと効果的といわれます（冷服）．今は冷蔵庫があるのでぜひ冷え冷えで飲みましょう．

## 人参湯 ㉜

人参，甘草，乾姜，蒼朮の4種類で構成される漢方薬です．こちらは温めて飲むと効果的といわれます（温服）．できればエキス剤をお湯に溶かして飲みましょう．

---

### ひとこと MEMO

　妊娠中には薬剤は飲まないに越したことはありません．漢方薬も敢えて飲む必要もありません．現代中医学に妊婦に絶対禁忌の生薬が多数あります．一方で和漢の保険適用漢方エキス剤には妊娠中に絶対禁忌という漢方薬も生薬もありません．どれを処方しても基本的に問題ありません．通常量で流産する漢方薬もありません．

**コラム** 加味逍遙散㉔と移精変気

　加味逍遙散㉔タイプの人は，再診時に具合を尋ねても，まずポジティブな返事はありません．始終病気を探しています．そんな彼女達が「お陰様で…」と言えば，当方の勝利です．加味逍遙散㉔は確かに効いていると思いますが，その効果を強めるために，僕は絶対に「移精変気」が必要と思っています．僕なりの移精変気の解釈は「本人のこころに立ち入ること」と思っています．移精変気という言葉は約2,200年前の前漢時代に編纂された『黄帝内経』に見ることができます．そして，松田邦夫先生も東洋医学会総会で「移精変気」について語っています．そして松田邦夫先生の師匠である大塚敬節先生が，江戸時代の最高の名医と称していた和田東郭（1743-1803）も移精変気に精通していました．和田東郭の門人が師匠の資料を記述した『蕉窓雑話』には多数，移精変気が登場します．西洋医学で治らない訴えは確かに漢方の出番ですが，漢方以外のサポートが大切で，むしろそれが必須なのかもしれません．すると適切な移精変気を患者さんに行えば，漢方薬は加味逍遙散㉔である必要もなく，また漢方薬は不要なのかもしれません．僕は，漢方は日常診療の道具という立ち位置ですので，そんなことを思いながらも，訴えの多いご婦人には加味逍遙散㉔をファーストチョイスに使用しています．

（新見）

**コラム** 移精変気の原典は『黄帝内経』

　モダン・カンポウでは処方選択に古典の読破も漢方的診察も不要としていますが，古典を趣味で読むことは楽しく，勉強になりますよ．病は気持ちの問題で治るということを「移精変気」として取り上げることがありますが，その「移精変気」の原典が『黄帝内経』と言われています．

　『黄帝内経』素問の第十三は移精変気論篇で，その冒頭は以下のように記載されています．まず原文と読み下し文です．

●黄帝問曰．余聞古之治病．惟其移精變氣．可祝由而已．今世治病．毒藥治其内．鍼石治其外．或愈或不愈．何也．

●黄帝問いて曰く，古の病を治する，ただ其の情を移し，気を変し，祝由して己ゆべし．今世病を治する，毒薬其の内を治し，鍼石其外を治し，或は愈え，或は愈えざるは，何ぞや

　僕の移精変気論の飛訳です．

●昔の治療法は情を移し，気を変化させ，祝詞を挙げていた．ところが今の世では，毒薬を用いて内から治療し，鍼石を用いて外から治療している．そして治ることもあれば，治らないこともある．

　つまり黄帝は，昔は移精変気で治していたのに，今は毒薬や鍼石を用いていることを嘆いている（？）のです．古典もぜひ興味が湧けば読んで下さいね．

（新見）

**コラム** 『蕉窓雑話』飛訳より「未婚の娘の妊娠」

　和田東郭は松田邦夫先生も，松田先生の師匠であった大塚敬節先生も江戸時代最高の臨床医と評しています．そんな和田東郭の日常臨床を弟子が書き記したものが『蕉窓雑話』です．その現代語訳を『飛訳モダン・カンポウ拾い読み蕉窓雑話』と題して新興医学出版社より出版しました．本書の未婚の女子が懐妊したときのくだりです．参考にして下さい．

《未婚の娘が妊娠してぶらぶらと患っているのを治療しかかって，妊娠していることが次第にはっきりしたとき，そのままにして治療を続けては問題が起こる．けれども，本人に直接言うのも上手くない．その親に事情を告げねばならない．そのような時の心得というものがある．粗略な扱いをしてはいけない．どのような親でも我が子にそのような不埒なことがあったとわかれば，必ず驚きうろたえる．冷静に受け取ることができないものである．我が子に直接問いただし，娘が自殺をするというような最悪の結果になることもある．ひとつの命をおろそかにしてしまうということは『済生の道』に背くというもので，気づかなかった方がましである．医者という者は，済生の心を第一とし，冷静に対処させ，事がおこらないように仕向けるのが本来の役割である．冷静に対処する一例を挙げるなら，まず親に娘の妊娠の徴候があるのを知らせ次の様に言う．「親の心得違いから命を粗末にすることも起き得ます．このことを肝に銘じてください．娘さんに秘密にしていた恋人がいて，妊娠してしまったのな

ら，世間に対してそのままではすまないことです．娘さんとしても秘密のうちにそうなったのでは，褒められたことではなく，世間的にも恥ずかしいことですが，世間に例のないことではありません．こうなった以上は，上手に対処するのが親の慈悲というものです．もしも直接娘さんにいきさつを詰問すれば，予想外の事態もおこりかねません．こういうことは2人の中に入って逢い引きのお世話をするひとがいることなので，まず心当たりの年配の下女などから事情をよく聞きだして，相手の人物に問題がないのなら，養子に迎えたり，先方に嫁に出したりするのがよろしいでしょう．結婚の時期から考えて，やや早めに出産する点など，世間の風評が気にはなりますが，しばらくすれば何でもなくなります．もし相手が思わしくないのであれば，早いうちに事情を告げて，縁を絶ってどこか遠いところで出産させるといいでしょう．決して処置を早まって堕胎などさせてはいけません．孫を殺すことになるだけでなく，時期が悪ければ娘さんまで死なせることになります．このことをよく理解されて，これから家に帰ったあとに，うろたえた処置をしてはいけません．まずは何も知らない振りをして，熟慮の上に方策を決めればいいのです」などと説明し，全体の段取りを了解させればよい．そうしないで堕胎などさせては，せっかく人のことをおもっていながら，かえって命を傷つけるきっかけを作ったことになり，医の道に背く結果となる．》　　　　　　　　（新見）

## コラム 『蕉窓雑話』にみる移精変気

　『蕉窓雑話』には移精変気の話が多数登場します．その中からひとつを紹介します．

　西六条に住む大工の未亡人で59歳になる人が，病を患い，長年うつうつとしていた．子どもが8人いたが，2年間に急性伝染病で7人が死んでしまい，わずかに娘がひとり残っていたが，その子も一昨年疫病で死んだ．私は子ども達が病気になった15年前に，3人を治療したが，それっきりになっていた．

　一昨年の娘の死後，すっかり弱り果てて，ただうつうつとしている．不幸を嘆き，涙を流す姿を見て，「もっともなことだ」と皆でなぐさめ，本人の病は心を病んで消耗したということになっていた．そして往診時も横になっていた．「今晩こそは，調子が悪くなりそうだ．今夜限りで死んでしまう」と嘆いている．そして先に死んだ娘が産んだ孫を呼び寄せている．悲しみに堪えられない様子で，孫をみては涙ぐみ，目を泣きはらしている．毎日騒ぎ立て，食事も進まないそうだが，まだまだ肥えている．それで，「人がいつ死ぬかは自分ではわからないもので，死ぬぞと騒ぐ人は，かえって死なないものです．」と言って薬を処方して帰ってきた．

　翌々日に再び往診の依頼があった．熟慮の上，病人の考えを砕いておかないとならないと判断した．「そのようにうめくのをやめて，よく聞きなさい．あなたは本当にうろたえ者であり，たわけ者だ．忙しい私を

三条から六条まで引っ張り出して，どんな大変な状態かと思えば，たいしたことはないではないか．棒で打っても死にそうにないのに，家中の者に徹夜で看病させるとはどんな了見か」

「人というのは，元々何もないところから生まれて，何もないところへ戻っていくもので，生きると言うことは死ぬことです．死生というのは，皆天が命じるもので，人が勝手にどうこうできるものではない．人である限り，千年も万年も生き続けることはできない．わずか100年の間に誰でも死んでいく．その決まり切ったことでうろたえ騒ぐとは何事か」と言うと，「私は，命を惜しむわけではありません」と応えた．そこで，「命を惜しむからこそ，このように人を呼び寄せて，いろいろと騒いでいるのでしょう」と少しずつ時間をかけて話しているうちに，顔色が大変に良くなってきた．「それではまずお茶でも1杯飲みなさい．そして病気の説明をしましょう．このようにうつうつとして長く床を上げないという病気は，貧しくて明日から炊く米もないというような状況の人にはあり得ないことです．たとえ少しばかりのうつ症状があったとしても，米1臼を手に入れなければ晩に炊くものもないというような状態なら，寝ていられるはずもない．このような病にかかるのは，寝ていても飢えてしまう心配の無い人です．病の根源は，傲慢さにあるのであって，ご先祖さまから受け継いだ徳を忘れているのです．」すると，意外にも「去年から養子の部屋を増築し

→つづき

かけていたが，それも見ないまま死んでしまうのかと
思っていた」と笑いだし，気分がほぐれたようだった．
そして本人を部屋に連れて行き「息が絶えませんか」
と言うと，倒れんばかりに笑い出した．そして大いに
謝り，わたしの指示に服した．そして，帰宅のときに
その患者が見送らないので，「それはとんでもない不
精者で，またあまりにも傲慢です．ここまで出て見
送ってください」と言って，見送らせた．「次に私が来
るときは，必ず送迎してください．また，あなたのほ
うから拙宅に歩いて来てください．今夜限りで床も上
げてください」と指示すると，「決してご指示には背き
ません」と応えた．

　このような症状でも，この例のように，大きな声で
きつく叱りつけて聞く場合もあれば，それでは反って
聞き入れない場合もある．臨機応変の対応が大切であ
る．相手に気を遣って，だた気に入ることだけ言うの
は，世渡り上手な人間のすることで，病人を叱りつけ
るにしても，逆に病人の気に入るようにするにして
も，とにかく本心から病人の苦しみを救い，医者とし
て真心を尽くすという心構えが第一である．


　さらに興味がある方は，『本当に今日からわかる漢
方薬シリーズ③ 飛訳モダン・カンポウ 拾い読み蕉窓
雑話』（新興医学出版社）をご覧下さい．

（新見）

## コラム　僕の外来での移精変気

　僕は開業医ではありません．開業医であれば常連さんを手放さないことが最も大切な経営戦略と思っています．開業医ではなかなか危険な発言はできません．僕の外来では他のいくつもの医療機関で治らなかった方がみえます．すると同じ治療を行っても治らないのです．そこで移精変気の使用です．一歩間違えると患者さんは二度と来なくなります．例えば，「あなたの訴えは死ぬまで治らないかな…」とかです．しかし，それで終わらず，つぎのように言い添えます．「あなたと同じような症状で漢方を試した人は，相当良くなりますよ．でも全部ではないのです．20歳のころの完璧に健康な自分を目指しても不幸ですよ．半分を目標にまず頑張りましょう！」とか言うのです．こんな会話をすれば，「死ねば治る」と言い放っても，患者さんは笑って帰るのです．そして妙に肌感が近くなるのです．移精変気は年齢相応の経験がいります．20年前の僕では「死ねば治る」とはとても言えません．まずは最初から移精変気を使わずに，外来でお互いの理解が深まった頃合いに移精変気を使ってください．決して無理しないでください．患者さんを怒らすだけになります．無用なマイナスになります．それぞれの立場で，それぞれの年齢で，それぞれの経験知で外来を楽しめばいいと思っている今日この頃です．

　　　　　　　　　　　　　　　　　　　　（新見）

**コラム** 産婦人科の専門医ではない先生方のために①

　漢方を始めると総合診療医のようになります．患者さんはいろいろな症状を治して欲しいと懇願します．そして，いろいろな検査結果の見方を聞いてきます．

　基礎体温表の見方も相談されますよ．まず，月経周期の日数が左上から右上に並びます．月経が始まった日が「1」です．詳しく言うと18時以降に初めて出血を確認したときは翌日を1にします．通常14日頃が排卵日です．そして妊娠可能年齢では，排卵後に体温が0.3から0.5度上昇します．基礎体温が下降して月経になります．

　基礎体温は朝起きる前に舌の裏に体温計を入れて測ります．早朝，トイレや他の用事で起きるときは，その前に測定します．

　子宮内膜は月経周期とともに厚くなります．「基礎体温で受精卵のベッドの状態がわかるのですよ」と説明しています．高温期が着床できる状態です．

　エストロゲン（$E_2$，卵胞ホルモン）は月経周期とともに徐々に上昇，プロゲステロン（$P_4$，黄体ホルモン）は排卵後に上昇します．LH（黄体化ホルモン）は排卵直前に急上昇し，急降下します（LHサージ）．卵胞刺激ホルモン（FSH）も同様です．そして月経周期の最初はどのホルモンも低値です．ホルモン値の相談をされたら月経周期のいつ測定したのかが重要です．ざっくりとエストロゲンは女性らしさホルモン，プロゲステロンは妊娠ホルモンなどと説明します． （新見）

**コラム** 産婦人科の専門医ではない先生方のために②

　ザックリと精子も卵子も射精後，排卵後の寿命は2日です．タイミングが合わないと受精しません．受精して7日前後で子宮内膜に着床します．

　排卵痛がある人はわかりやすくなります（約30％）．基礎体温が綺麗な二層性なら排卵日はわかりやすいです．LHサージによって排卵が誘導されます．そのLHサージを尿検査で確認できるキットが市販されていますので，排卵日がわかりにくい場合はそれを利用する手もあります．

　毎日頑張るよりも，「2日に1回」を僕のクリニックでは勧めています．まったく健康な男女が排卵日に合わせて頑張っても，成功率は1/4と言われています．結構，打率低いですね．以前は，避妊せずに2～3年で妊娠しなければ不妊症としていましたが，今は1年で妊娠しないと不妊症です．妊婦が高齢化しているので，加療開始を早める意味でも僕は1年で医療機関を受診することが正しいと思っています．

　タイミングの指導で妊娠しないときは，人工授精，体外受精となります．人工授精は精子をチューブで子宮内に入れるので，実は「人工」というイメージはあまりありません．体外受精は精子と卵子を体の外で受精させて，子宮に戻します．こちらがより人工的です．

　受精は精子と卵子が一緒になることで英語はfertilization，授精は人為的に一緒にすることで英語はinseminationです．ところが体外受精でも，顕微鏡で授精させれば顕微授精になります．　　　　　（新見）

**コラム** 産婦人科の専門医ではない先生方のために③

　僕のクリニックでの不妊治療成功例の最高齢は 50 歳です．本人の卵子での成功例です．他人の卵子とパートナーの精子を本人の子宮に入れて出産する形であれば，もっと高齢でも妊娠可能です．

　精子は 1 匹でもあれば，体外受精（顕微授精）が可能です．問題は卵子です．精子はどんどんと新しくうまれますが，卵子は胎生 20 週までに急増して 700 万個になり，それからどんどんと減少して，出生時には約 200 万個になって，思春期には 20 万から 30 万個になります．大切に卵巣に保存してある卵子が毎月排卵されるのです．大切に保存してあるのですが，だんだんと古くなり，残り数も減ってゆきます．

　思春期に生理が始まっても，排卵を伴っていない生理のことが多いのです．20 歳前後から 35 歳までが妊娠率が高い年齢です．その後は妊娠の成功率は低下します．全国平均で 40 歳以上では不妊治療の成功率は 8％といわれていますが，なんと僕のクリニックではその 3 倍が成功しています．

　その理由は僕の同級生達が素晴らしいのではなくて，胚培養師の腕だそうです．かれが自分でそう言っていました．腕のよい胚培養師の熾烈な獲得合戦が不妊クリニックの世界では行われています．フリーエージェントのプロ野球選手のようですね． （新見）

> **コラム** 産婦人科の専門医ではない
> 先生方のために④

　不妊治療の実際をご紹介します．男性の精子の量や運動能力を調べます．感染症（HIV，梅毒，B型肝炎，C型肝炎）のチェックを念のため行います．その後は，精子提供が男性の主な仕事です．

　女性は少々大変です．まず，①卵胞期（月経から排卵まで）に，LH，FSH，$E_2$，$P_4$，PRL（プロラクチン）といったホルモン検査を行います．そして超音波で卵巣を観察し，卵管通水検査をします．②排卵期には性交後検査（フーナーテスト），ホルモン検査，超音波検査を行います．そして，③黄体期（排卵から月経まで）には$P_4$の検査と超音波検査を行います．

　そして月経周期に影響されない検査として，甲状腺機能の採血，腟のクラミジア感染のチェック，男性と同じ感染症の検査，抗ミュラー管ホルモン（AMH）検査，子宮がん検診などを施行します．

　抗ミュラー管ホルモンは卵胞の顆粒細胞から分泌されるホルモンで，この値で卵巣年齢が推測できます．

　エストロゲンは月経周期で増減が激しいので，卵胞刺激ホルモン（FSH）が役に立ちます．エストロゲンの分泌が低下するとFSHが上昇するのです．FSHの上昇はエストロゲン，つまり妊娠の成功率と反比例します．甲状腺機能を推測するTSHと同じです．

　フーナーテストは排卵日に性交渉をもって頂き，子宮頸部にたどりつく精子の数と状態を確認します．

　卵管通水検査で異常があれば，子宮鏡で卵管開通術を行います．これは保険適用です．　　　　　（新見）

**コラム** 産婦人科の専門医ではない先生方のために⑤

　採血データのザックリとした見方の説明です．

　卵胞刺激ホルモン（FSH）が15以上では，エストロゲンの機能低下が明らかです．ほぼ通常の妊娠は不可能です．

　抗ミュラー管ホルモン（AMH）が2.2以下は卵胞機能が不全です．ほぼ通常の妊娠は不可能です．

　精子の数が1,500万/mL以下は，通常の性交渉では妊娠は不可能です．プロラクチン（PRL）が30以上は，高プロラクチン血症です．授乳中に上昇するホルモンで，授乳中は妊娠しません．ですから，100以上ではほぼ妊娠は不可能です．

　体外受精のひとつの作戦は月経開始3日頃から約10日間連続でFSHを注射します．そして卵胞を大きくしますが，十分大きくなる前に排卵しないよう，最後の3日はGnRHアンタゴニストという薬剤を注射します．その後，hCG（ヒト絨毛性ゴナドトロピン）の注射またはブセレキュアの点鼻で排卵を誘発します．採卵は針で腟壁を貫いて卵胞から採卵します．採卵後，精子と受精させて子宮に受精卵1個を戻します．残りは凍結し，その後に備えます．未受精卵の凍結は成功率が極めて低いのですが，受精卵であれば凍結しても成功率の低下はありません．

　ですから，1回の採卵で，上手くいくと10個以上が採取でき，それらすべてが受精し凍結できると，毎月子宮に戻しても，約1年分が1回の準備で完了となります．

（新見）

**コラム** 産婦人科の専門医ではない先生方のために⑥ 15の豆知識

①羊水は実は赤ちゃんのオシッコです．羊水があるのでお腹をぶつけても赤ちゃんは無事です．妊娠最終月は赤ちゃんがギリギリの大きさになっているので，お腹をぶつけないようにしましょう．②LHサージを検出する市販のキットはあまり正確ではありません．つまり排卵日でないという結果でも排卵日のことがあります．③妊娠中のセックスもOKです．体位も特段問題ありません．④妊娠前に持病の処置，風疹抗体価のチェック，歯の治療などは済ませましょう．⑤高齢出産では助産院を避けましょう．⑥無痛分娩はとても楽です．ひとつの選択肢に加えましょう．背中から硬膜外麻酔のチューブを挿入するだけです．⑦不妊症は6組に1組で，不妊率は年々上昇しています．⑧体外授精による子どもは18人に1人になっています．⑨出生前診断は，悪い結果が出たときの対処を決めてから行いましょう．迷うときは止めておきましょう．⑩精子の数は激減しています．昔は1億個以上が射精されましたが，今は3,000万ぐらいです．⑪妊娠中のX腺検査は必要であれば産科医と相談して適切に行いましょう．⑫妊娠中の薬剤も必要であれば産科医と相談して適切なものを内服しましょう．⑬風疹の予防接種による先天性風疹症候群の発症は現在までゼロです．⑭保険適用の漢方薬で流産早産の報告は現在までゼロです．⑮中医学の漢方薬には妊娠中に絶対禁忌のものがあります．　　　　　　　　　　　　　　　　（新見）

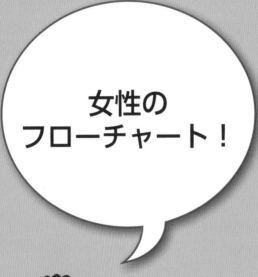

# 女性のフローチャート！

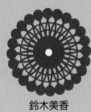

鈴木美香

# 月経不順

## ファーストチョイス

## 冷え・むくみ・頭痛

## イライラ・情緒不安定・不眠

## お腹のはり・赤ら顔

### ひとこと MEMO

E$_2$, LH, FSH, プロゲステロン, プロラクチン, 甲状腺ホルモンなどの血液検査, 体重変化の有無, 過度なストレスの有無, スポーツ歴などを確認して, 月経不順の原因検索を行ないます. 挙児希望があれば, 不妊治療が優先となり, 挙児希望がなければ, ホルムストローム療法・カウフマン療法・低用量ピルなどで月経周期を整えていきます.

## 温経湯 ⑩⑥

排卵障害や月経周期異常に，ニキビ・多毛・肥満などを伴い多嚢胞性卵巣症候群が疑われる月経不順にも使用します．

## 当帰芍薬散 ㉓

中肉中背～やせ型で虚弱傾向，色白～貧血様の顔色を呈している方．「冷房嫌い」であることも処方選択のヒントとなります．

## 加味逍遙散 ㉔

月経不順に加え，いろいろと訴えがある方．

## 桂枝茯苓丸 ㉕

比較的体格のよい方．

---

### ひとこと MEMO

第一度無月経，第二度無月経，体重減少性無月経の女性に対して温経湯⑩⑥の投与で，LH，FSH の分泌改善とともにエストラジオールの分泌促進が報告されています．若年者ですぐの挙児希望がない患者さんでは，まず温経湯⑩⑥で様子をみてみます．月経不順以外の症状も強い場合は，当帰芍薬散㉓，加味逍遙散㉔，桂枝茯苓丸㉕のいずれかで始めてみます．

JCOPY 88002-587  67

# 月経困難症：1

お腹の冷え・
頭痛・むくみがある

口唇の乾き・
むくみがない

### ひとこと MEMO

　月経痛の原因となる子宮筋腫や子宮内膜症などの器質的疾患を認める場合は，ホルモン治療や手術が必要になることもあります．総合的に判断して治療方法を決めます．現在，月経困難症に対しては低用量経口避妊薬/低用量エストロゲン・プロゲスチン配合薬（OC/LEP）が広く使用されていますが，妊娠を希望する方や40歳以上の方などでは漢方が活躍します．

### 当帰芍薬散 ㉓
中肉中背～やせ型で虚弱傾向，色白～貧血様の顔色を呈している方．「冷房嫌い」であることも処方選択のヒントとなります．

### 温経湯 106
中肉中背～やせ型でやや虚弱，口唇の乾きや手足のほてりがある方．温めて潤す効果があるので，乾燥肌の改善を認めることもあります．苦味があります．

### ひとこと MEMO

　漢方による月経痛の治療効果は，同じ漢方を3ヵ月程度継続してもらいながら，その間の鎮痛剤の使用状況や，月経困難症スコアや VAS（visual analogue scale）などで確認します．また若年者では内服忘れも多いので内服状況の確認も必要です．いくつか漢方を試しても効果が認められない場合は，ホルモン治療への切り替えを検討します．

# 月経困難症：2

月経時
凝血塊がでる

頑固な便秘を伴う

下腹部の痛みが強い

### ひとこと MEMO

　月経が始まる前に痛みを訴え，月経が始まると楽になるような場合は，桂枝茯苓丸㉕が月経血の排出を促し効果が得られます．赤ら顔で顔にくすみ感がある女性では，桂枝茯苓丸㉕内服により月経痛の軽減とともに顔のトーンに明るさがでてきて喜ばれることもあります．

70 　　　　　　　　　　　　　　　　88002-587 JCOPY

## 桂枝茯苓丸（けいしぶくりょうがん）㉕

月経が始まる前に痛みを感じ，出血が始まると楽になるようなタイプに．比較的体格がしっかりした方に．

## 桃核承気湯（とうかくじょうきとう）(61)

下剤作用が強いので，便通の状況を見ながら内服量を調整します．1 日 1 包で便通が良い場合は，桂枝茯苓丸㉕1 日 2 包を追加するなどして月経痛と便通の軽減を図ります．

## 芍薬甘草湯（しゃくやくかんぞうとう）(68)

子宮の収縮を弱めて月経痛を軽減します．月経痛が始まる前日から痛みが続く数日間内服してもらいます．痛み発現時に頓服とすることも．

### ひとことMEMO

鎮痛剤と併用する胃粘膜保護剤を安中散❺に変えることで，胃痛の予防と安中散❺に含まれる延胡索の鎮痛作用で，より鎮痛作用が期待できます．軽い月経痛であれば，安中散❺のみの内服でも対応可能なケースもあります．

# 過多月経

**重度の貧血**

**貧血もあり
冷えもある**

### ひとこと MEMO

　過多月経の原因となる子宮筋腫・子宮内膜症・子宮内膜ポリープなどの器質的疾患の除外は必須です．原因疾患の治療と貧血があれば貧血治療が優先されます．子宮内膜焼灼術，レボノルゲストレル放出子宮内システム〔ミレーナ(IUS)〕やOC/LEP，トラネキサム酸などで対応します．トランサミンは最大量である2 g/日を月経開始時より投与します．

## 芎帰膠艾湯 ❼

重度の貧血を呈する症例では，対症療法としての貧血治療だけでなく，婦人科的原因検索が必須です．

## 十全大補湯 ❽

貧血症状全般に有効な四物湯❼に加え，温める作用のある人参を含みます．胃弱の方には食後の内服を勧めます．貧血の方は冷えを訴える場合も多いですが，冷えの改善も期待できます．

---

### ひとこと MEMO

芎帰膠艾湯❼には，止血作用のある阿膠が含まれています．阿膠に加え地黄も含まれているため，胃が弱い方には食後の服用を勧めます．芍薬・甘草も含まれているので月経痛に対しても併せて効果が期待できます．また，ミレーナ挿入後の不正出血に対しても，芎帰膠艾湯❼を使用することで不正出血の頻度が低下したとの報告があります．

# 月経前症候群（PMS）：1

### イライラ・落ち込み・情緒不安定など多愁訴

### むくみ・頭痛・冷え

### めまい・むくみ・頭痛

## ひとこと MEMO

5〜8割の女性がPMSを有すると考えられています．月経前の黄体期に，身体症状・精神症状など，なんらかの症状の出現がみられ，それが月経とともに消失するものを指します．カウンセリングや生活指導，症状に対する薬物治療が行われるほか，身体症状が主体の場合や精神症状が軽症の場合は，OC/LEPが用いられることも多いです．

## 加味逍遙散 ㉔

訴えが多くて困れば，まず加味逍遙散㉔で対応してみます．軟便化する方もいるので下痢傾向の方には処方時，軟便化して困れば減量するように伝えておきます．

## 当帰芍薬散 ㉓

交感神経の緊張を解き，自律神経の緊張を和らげる効果もあるとされています．

## 五苓散 ⑰

黄体期は水分を身体に溜め込みやすい傾向があるので，身体の水をさばくことで症状を軽減する効果が期待できます．

### ひとこと MEMO

　加味逍遙散㉔を継続したいが軟便化して困るケースでは，滋陰至宝湯㉜への変更もあります．PMS の訴えであっても，全月経サイクルを通じて内服を勧めていますが，五苓散⑰は効果をすぐに実感してもらいやすいので，黄体期のみや症状が気になるときに内服とすることも多いです．PMS の頭痛でむくみがなければ，呉茱萸湯㉛も選択肢の一つとなります．

# 月経前症候群（PMS）：2

腰痛・下腹部痛

便秘がひどい

### ひとこと MEMO

PMS の成因としては，主に月経サイクルにおける黄体ホルモンの分泌量の変化が関与しているとされています．黄体ホルモンによる浮腫，またセロトニン分泌異常・アドレナリン分泌異常・オピオイド分泌異常などにより情緒不安定や食欲の変化などさまざまな症状が生じると考えられています．

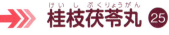

## 桂枝茯苓丸(けいしぶくりょうがん) ㉕

比較的体格のよい方．下腹部に圧痛がある方．
メンタル的に落ち込みがある方には処方を控えます．

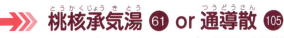

## 桃核承気湯(とうかくじょうきとう) (61) or 通導散(つうどうさん) (105)

下剤作用が強いため便通をみながら内服量・内服時間帯を調整します．
体格がよく，便秘がひどい方に．不安や不眠などの精神症状も伴っていれば通導散(つうどうさん)(105)を選択します．

### ひとことMEMO

下腹部痛に加え，頭痛・四肢冷感があれば，当帰四逆加呉茱萸生姜湯(とうきしぎゃくかごしゅゆしょうきょうとう)㊳も選択肢の一つとなります．月経前にかなり下腹部が膨れて困るという場合，子宮筋腫などの疾患がないか，念のため超音波検査の実施をお勧めします．

# 月経前不快気分障害
(PMDD)

イライラ・
情緒不安定

イライラ＋不安感

落ち込み＋不安感

## ひとこと MEMO

PMDD は，精神症状を主体とするものであり，選択的セロトニン再取り込み阻害薬（SSRI）を黄体期にのみ処方する場合や，ドロスピレノン・エチニルエストラジオール錠（ヤーズ配合錠；FDA では PMDD 治療承認あり）を処方する場合があります．SSRI は，私はレクサプロ錠 5 mg から始め，副作用がなければ，次のサイクルから 10 mg 処方しています．

## 加味逍遙散 ㉔

もともと軟便の方では，時々下痢が悪化して困る場合があるので，便がゆるくて困れば減量を，と伝えておきます．

## 抑肝散 ㊹
## or 抑肝散加陳皮半夏 ㉓

長期間ストレス（仕事・育児など）にさらされている方のイライラに．抑肝散加陳皮半夏㉓はより虚弱な方に選択します．

## 桂枝加竜骨牡蛎湯 ㉖

漢方薬に含まれる竜骨と牡蛎に精神を安定化する作用があります．

---

### ひとこと MEMO

SSRI 初回処方時，消化器症状を訴える方もいるので，心配な方には六君子湯㊸を一緒に処方することもあります．一時的に感情が爆発してしまうような方には，甘麦大棗湯㊷を頓服で処方しておきます．漢方では改善が認められない場合や，症状が強い場合は，精神科や心療内科に紹介することもあります．

# 子宮筋腫

## ファーストチョイス

## 便秘

## 便秘で不眠・不安

---

### ひとこと MEMO

　40 代の女性では 3〜4 人に 1 人に認められるよくある疾患です．子宮筋腫の大きさ・位置・症状・挙児希望の有無・年齢など総合的に判断して手術の術式や治療法を決定します．手術の代替治療として子宮動脈塞栓術，閉経直前の年代では GnRH アゴニスト療法などが治療の選択肢となります．急速な増大傾向を認める場合は，子宮肉腫の除外が必要です．

80

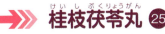

## 桂枝茯苓丸 ㉕

下腹部膨満感を改善します．特に月経前は子宮全体が腫大するので，いつものスカートがはけなくなって困る，といった訴えの方に．

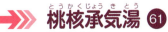

## 桃核承気湯 ㊽

桃核承気湯㊽は下剤作用が強いので便通をみながら，内服量を調整します．

## 通導散 ⑩⑤

便秘に加え，不眠，不安，頭痛，のぼせなどの精神症状もある場合に用います．

---

### ひとこと MEMO

漢方で子宮筋腫そのものを縮小させることはできず，子宮筋腫に伴う過多月経や月経痛に加え，月経前には下腹部膨満感などの症状の改善目的に漢方を使用します．GnRH アゴニスト療法では，副作用として更年期様症状が出現する場合があり，その際にも漢方が活躍します．

# 子宮内膜症

## 不正出血

## むくみが気になる

## 痛みで疲労気味

### ひとこと MEMO

子宮筋層内に異所性子宮内膜組織を認める子宮腺筋症では，月経困難症，下腹部痛，性交痛などの疼痛，過多月経などの症状が認められ，対症療法（鎮痛剤）やホルモン療法（LEP やジエノゲスト）が行われます．卵巣子宮内膜症性嚢胞では，年齢・嚢胞の大きさ・挙児希望の有無等を考慮して治療方針を選択します．

## 芎帰膠艾湯 (77)

ジエノゲスト内服中やミレーナ挿入中の不正出血に.

## 当帰芍薬散 ㉓

LEP の内服でむくみが気になる方に.

## 当帰建中湯 (123)

ホルモン治療の多くは月経開始後にスタートしますので, 治療開始までの対策に.

**ひとことMEMO**

基本は, 西洋医学的治療ですが, 西洋医学的治療の副作用に対して漢方が活躍します. ジエノゲスト内服では, 副作用として不正出血が認められることが多いが, 不正出血に対して阿膠の止血作用を期待し芎帰膠艾湯(77)を投与することもあります.

**コラム** 知っておきたい！
月経周期に応じて起こる身体と心の変化

　女性が5〜6人出産していた時代では，生涯における月経回数は約50回でした．しかし，現在では，女性のライフスタイルの変化，出産回数の減少などに伴い，生涯における月経回数は約450回と，昔の9倍近くの月経を経験しています．

　また，月経の回数の増加は，月経困難症や子宮内膜症などの病気の増加にも深く関与しているといわれています．

　右ページ上のように月経周期に伴うホルモン変化をきちんと認める場合は，月経も順調となりますが，そのホルモン変化に伴い，右ページ下のような月経周期に応じた心身の変化を来たすことがあります．月経前症候群（PMS）はその症状も程度もかなり個人差があり，PMSに悩む女性の3〜5％が月経前不快気分障害（PMDD）であると推定され，抑うつ感や不安感など精神的な不調が強く現れることがあります．外来で患者さんの症状を問診する際には，その症状が月経サイクルと関連があるかどうかを確認することも重要です．　　　　（鈴木）

●正常とされる月経のめやす

| | |
|---|---|
| 初経年齢 | ：平均12歳 |
| 月経周期 | ：25〜38日（変動は6日以内） |
| 出血持続日数 | ：3〜7日間（平均5日間） |
| 経血量 | ：20〜140 ml |
| 閉経年齢 | ：45歳〜56歳（平均50.5歳） |

月経周期の数え方：
月経の初日を，月経周期の第1日目と数えます．
そこから次の月経の初日までの日数が1つの月経周期となります．

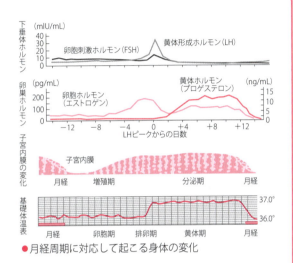

●月経周期に対応して起こる身体の変化

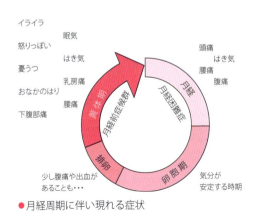

●月経周期に伴い現れる症状

### コラム 知っておきたい！ 月経異常

　よくある月経異常についての相談は，①月経サイクルの異常か，②出血量に関する異常かを確認します．思春期や更年期などではホルモンバランスの乱れにより不正性器出血がみられることがありますが，少量でも不正性器出血が持続している場合は，器質的疾患の除外が必要です．↗

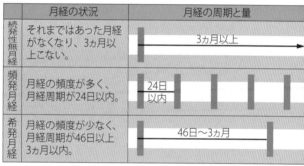

● 月経周期の異常

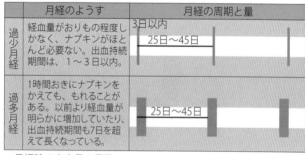

● 月経時の出血量の異常

また，過度のダイエットを行っていないか，強いストレスを抱えていないか，激しいスポーツを行っていないか，などの生活習慣の確認も大切です．これらがあると視床下部からの性腺刺激ホルモン補出ホルモンの分泌自体が抑制され，続発性無月経に至るケースがあります．　　　　　　　　　　　　　　　　（鈴木）

| 主な原因 |
| --- |
| ・思春期、更年期・ストレスやダイエット<br>・高プロラクチン血症<br>・甲状腺機能異常・妊娠 |
| ・思春期、更年期<br>・黄体機能不全<br>・無排卵周期症<br>・甲状腺機能異常 |
| ・思春期、更年期・肥満<br>・多嚢胞性卵巣・高プロラクチン血症・甲状腺機能異常<br>・精神疾患・無排卵周期症 |

| 主な原因 |
| --- |
| ・無排卵周期症<br>・黄体機能不全<br>・子宮発育不全 |
| ・子宮筋腫<br>・子宮内膜症<br>・子宮内膜ポリープ<br>・子宮体がん |

# 更年期障害：1

## 多愁訴・症状を
## 強めに訴える

## 症状を弱々しく
## 執拗に訴える

## のぼせ・発汗・肩こり

## 部分的なほてり感

### ひとこと MEMO

　のぼせ・ホットフラッシュの改善は，漢方のみで満足度が得られることは少なく，ホルモン補充療法へ切り替えることが多いです．時々，エストロゲンだけの補充を受けている方をみかけますが，子宮がある方には，子宮体がんの予防目的で必ず黄体ホルモンの併用が必要です．ホルモン補充療法中は，定期的な子宮・乳房のがん検診を勧めてください．

## 加味逍遙散 ❷

更年期のさまざまな訴えに対してファーストチョイス．多愁訴であれば加味逍遙散❷，固定愁訴であれば女神散❻を選択します．

## 香蘇散 ❼⓪

加味逍遙散❷タイプと比較し，症状を弱々しく訴えてくる方に．でも…，やっぱり…と訴えが長く続くことが多いです．

## 桂枝茯苓丸 ㉕

比較的体格がよく，赤ら顔の方．

## 三物黄芩湯 ⓬⓵

手足のほてりなど，局所的な熱汗を訴える方．

### ひとこと MEMO

ホルモン補充療法の禁忌症例や，不安・抑うつ・情緒不安定・不眠などの精神神経症状，めまい・肩こり・頭痛などの自律神経失調症状には漢方が適応となります．更年期症状は，卵巣機能低下・加齢が原因だけでなく，心理・性格的要因，社会・環境的要因が絡みあっていることも多いので，傾聴だけで症状が軽減することもあります．

# 更年期障害：2

不安・不眠・
イライラ

やせ型で
冷えを伴う

疲労感・抑うつ・
不眠

### ひとこと MEMO

　更年期は人生 100 年時代においては，まだ人生の折り返し
地点です．漢方により患者さんのそのときの訴えが軽減する
ことは大切ですが，その後の人生を見据えた対策も必要な時
期と考えて診療に当たっています．特に骨密度については閉
経後 10 年で約 15％減少するとされていますので，骨密度検
査も積極的に勧めています．

> ## 柴胡加竜骨牡蛎湯 ⑫

ストレスで落ち着かないときに.
ドキドキ，ハラハラ，イライラしているタイプに.


> ## 柴胡桂枝乾姜湯 ⑪

柴胡含有漢方薬のなかでももっとも華奢な人（虚証）向けのものです.


> ## 加味帰脾湯 ⑬⑦

気力・体力をつける人参・黄耆を含む参耆剤です.
胃に障る場合は，柴胡と山梔子を抜いた帰脾湯㉞で対応します.

---

### ひとこと MEMO

　柴胡含有漢方薬は，通常，体格がしっかりした方から華奢な方に向けて，大柴胡湯⑧，柴胡加竜骨牡蛎湯⑫，四逆散㉟，小柴胡湯⑨，柴胡桂枝湯⑩，柴胡桂枝乾姜湯⑪の順に効くとされています. 柴胡含有漢方薬の使い分けができると外来では非常に役に立ちます. 私自身，西洋医学的には問題がなく対応に苦慮していた症例に対して対応できることが多くなりました.

### コラム 知っておきたい！
### 更年期：エストロゲン低下によって起こるさまざまな症状

　エストロゲンの分泌が低下してくると，それまで規則的に発来していた月経が不規則となってきます．閉経に至るまでの経過は個人差がありますが，一般的には，規則正しい月経が少し早めにくるようになり，そのうち，徐々に間隔が開いてきて，振り返って1年月経がなければ「閉経」ということになります．

　エストロゲンは，生殖器系のみ関わっていると思われがちですが，エストロゲンは体内のさまざまな部位に関与しているため，その減少により下図のような症状が見られてきます．漢方薬は，更年期症状の改善には寄与することが多く有用ですが，エストロゲン減少に伴う病態への作用は期待しにくいため，人生100年時代と言われる時代にあっては，健康寿命の延伸を目的として骨密度の維持や動脈硬化の予防など将来を見据えた対策を適切な時期に適切に実施することも重要と考えます．
　　　　　　　　　　　　　　　　　　　　　　（鈴木）

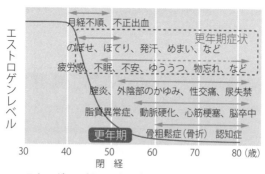

● エストロゲンの低下による諸症状

**コラム** 知っておきたい！
**ホルモン補充療法**

　更年期障害にはいくつかの治療法がありますが，減少したエストロゲンを補うことにより症状の改善や緩和を図る治療法をホルモン補充療法（Hormone Replacement Therapy：HRT）と言います．

　エストロゲンと黄体ホルモンの２種類を併用しますが，HRT 開始時の症状や年齢，月経状況や閉経後の年数などによって投与方法（間欠的投与か周期的投与か）や投与量（通常量か低用量か，出血量が多い場合や乳房痛などの副作用を軽減する場合などに低用量を選択），投与経路（経口か経皮か，高血圧や脂質代謝異常・胆石症・軽度の肝機能障害などがある場合は経皮製剤を選択）など，個々の症例の状況を見極めて HRT の方法を選択します．症状の改善にはエストロゲンが関与しますが，エストロゲンのみの投与では子宮体がんなどのリスクがあるので黄体ホルモンを必ず併用します．子宮摘出後の場合は，エストロゲンのみを投与します．既往歴や現在治療中の病気などにより HRT の適応とならない方もいますので，開始前に適応の有無のきちんとした確認が重要です．また HRT 継続時は定期的な健診，子宮・乳房のがん検診等を勧めます．

　HRT はいつから始めるのがよいか，との質問をよく受けますが，閉経後早期に介入するほうがリスクが少なく治療メリットが高いとされています．また，60 歳以上または閉経後 10 年以上の新規投与は慎重投与ないしは条件付きで投与が可能とされておりますので注意が必要です．　　　　　　　　　　　　　　　（鈴木）

# 過活動性膀胱

## 膀胱炎のような症状

## 倦怠感を伴う

## 比較的高齢

### ひとこと MEMO

　40代以上の7人に1人が排尿トラブルを感じているとされます．過活動性膀胱の訴えには骨盤臓器脱の有無の確認も必要．骨盤臓器脱に伴う過活動性膀胱様症状には，デトルシトールで効果がみられるようですが，残尿の増加に注意する必要があります．抗コリン薬の副作用で内服継続できない場合や抗コリン薬を希望しない場合など漢方で対応します．

## 猪苓湯 ㊵

膀胱炎は否定されるが膀胱炎のような症状がある方に．排尿関連のトラブルや泌尿器系の違和感がある方に広く処方します．

## 清心蓮子飲 ⑪

何らかの排尿トラブルに加え，元気をつける人参・黄耆を含んでいるので，倦怠感を伴っている方に．

## 牛車腎気丸 ⑩

比較的高齢の方で夜間頻尿も伴うような方に．

### or 八味地黄丸 ⑦

めまいやむくみ傾向があれば選択します．

### ひとこと MEMO

私は西洋医学的には，高齢者であればベタニス，若年者であればベシケア，切迫性と腹圧性尿失禁の混合型にはバップフォー，バス旅行の際などの頓服使用にはステーブラを前日と当日に内服していただきます．ベタニス（$β_3$受容体刺激薬）は，生殖可能年齢の患者さんへの投与は避けます．

# 萎縮性腟炎

## ファーストチョイス

## 比較的体力あり

## 胃が弱い方

---

### ひとこと MEMO

　エストロゲンの低下に伴い腟粘膜の萎縮が起こり，腟の乾燥感，外陰部の痒み，刺激症状（ヒリヒリ感），性交痛などの症状がみられます．症状がある場合は，エストリオール腟錠の局所投与を行います．局所投与では黄体ホルモンの併用は必要ないとされていますが長期投与を行う場合は，子宮内膜のチェックも考慮します．

## 八味地黄丸 ❼

陰部や泌尿器周辺に何らかの症状を訴える方に．

## 竜胆瀉肝湯 ㊆

冷やす漢方薬のため冷えを訴える方には注意します．
地黄を含むので胃弱の方は食後内服を勧めます．

## 猪苓湯 ㊵

地黄が胃に障って八味地黄丸❼が内服できない方に．
泌尿生殖器系に何らかの違和感を感じる場合に使用します．

### ひとこと MEMO

　エストロゲンの低下が原因となっているので，西洋医学的治療が優先されます．60歳未満で更年期症状を伴えば全身投与のホルモン補充療法も考慮します．視診上，炎症所見がほとんどないにもかかわらず，萎縮性腟炎様症状の訴えがある場合などは，漢方で対応します．性交痛に対しては，併せて，潤滑剤（リューブゼリーなど）の使用も勧めます．

# バルトリン腺嚢胞

### 腫れと痛み

### 炎症が落ちついた

### ひとこと MEMO

　バルトリン腺そのものが腫脹したバルトリン腺嚢胞に感染が起こるとバルトリン腺膿瘍を形成します．嚢胞が小さく無症状であれば経過観察，急性期で痛みがある場合は，外来で穿刺や切開術により排膿をします．膿汁が確認された場合は，細菌培養検査を行い，必要時抗菌薬を投与します．再発を繰り返す症例では，根治術として，摘出術を行います．

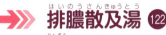

## 排膿散及湯（はいのうさんきゅうとう） (122)

甘草（かんぞう）の量が多めなので，むくみに注意しながら処方します．

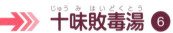

## 十味敗毒湯（じゅうみはいどくとう） ⑥

化膿性，急性皮膚疾患全般に活用できる漢方薬です．抗炎症効果が期待できます．

### ひとことMEMO

切開・排膿を希望しない患者さんに処方します．また，繰り返す場合，少し腫れと痛みが出始めた頃から内服するとひどくならずに済む，という患者さんもいます．炎症が落ちついてきたら，十味敗毒湯（じゅうみはいどくとう）⑥で様子をみることもあります．子宮留膿腫の排膿処置を行う前に，排膿散及湯（はいのうさんきゅうとう）(122)を内服してもらうと頸管拡張がしやすくなるという報告もあります．

# 不妊症の訴え

## どんな不妊症にも

## それでも
## 相談されたら

### ひとこと MEMO

晩婚化を背景に不妊に悩む夫婦が増えており，2016 年は 18 人に 1 人が体外受精で誕生しています．2000 年には 97 人に 1 人でしたので，急速に増加しました．30 歳以上の女性では，1 年ごとに妊娠率が 3.5％低下すると言われています．1 年以上（35 歳以上は 6 ヵ月間）妊娠しない場合は早めの検査をお勧めします．西洋医学的不妊治療が最優先です．

100

## 西洋医学的対応

西洋医学的対応にプラスして，漢方で補完します．

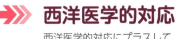 ## 当帰芍薬散 ㉓

冷え・むくみ・頭痛を認める場合も選択します．

### or 温経湯 ⑯

多嚢胞性卵巣症候群における排卵障害でも温経湯⑯を使用しながら様子をみます．口唇の乾きを認める場合も処方選択のヒントとなります．

---

### ひとこと MEMO

　若年であり，まだ積極的に不妊治療を受ける予定はないが，漢方などで少し様子をみてみたいという方には漢方薬を処方しています．原因が不明である機能性不妊症に対して漢方薬での治療報告がなされています．基本的には，問診，全身状態の観察を行い，現時点，患者さんが感じている不調を取る漢方薬の選択を行います．

# 不妊症のストレス

不妊で
ストレスが強い

不妊期間が長く
疲弊している

## ひとこと MEMO

　卵子の数は，胎生期が一番多く約 700 万個とされますが，その後，増加することなく減少し，思春期の頃には 20〜30 万個，40 歳には 1 万個まで減少するとされています．妊娠率は 43 歳で 10%以下，流産率は 45 歳では 100%近いというデータもあります．将来の妊娠を考えながら，日頃の生活や健康に向き合う「プレコンセプションケア」の重要性も叫ばれており，外来でも積極的に情報提供に努めています．

## 加味逍遙散 ㉔
イライラ・情緒不安定など多くの症状を訴える場合．

## 補中益気湯 ㊶
胃腸が虚弱な方向けに．胃腸の調子が良くない場合は，まず六君子湯㊸から処方します．

---

### ひとこと MEMO

　私の外来には，不妊についての相談で受診される方はほとんどおりませんが，妊娠を希望しているものの1年以上妊娠をしない方，月経不順のある方などは，不妊治療を専門とする生殖医療専門医受診をお勧めしています．20代でまだ積極的に不妊治療を行う予定はないが何かよい漢方薬があれば処方してほしいという患者さんには漢方薬を処方しています．

**コラム** 知っておきたい！
女性のライフステージとホルモンの変化

　女性の身体は，卵巣から分泌される2つの女性ホルモン，卵胞ホルモン（エストロゲン）と黄体ホルモン（プロゲステロン）によってコントロールされています．

　思春期にエストロゲンの分泌が高まって初経を迎え，更年期になると急激に低下して，閉経を迎えます．月経周期内によるホルモンの変動，一生を通じてのホルモンの変動により，女性の身体や心にも変化が起こります．また，ライフステージによって注意したい症状や病気も異なってきます．　　　　　　　（鈴木）

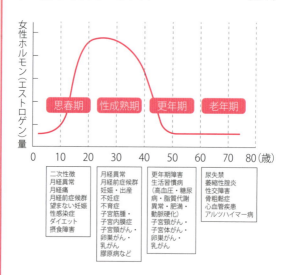

● 女性のライフステージにおける女性ホルモンの変化と健康問題

# 不育症の訴え

## どんな不育症にも

### 西洋医学的対応

西洋医学的対応がファーストチョイスです．体調の不調があれば症状に合わせた漢方薬で体応し，健康な身体をめざします．

---

**ひとこと MEMO**

　不育症とは，妊娠しても流産や死産を繰り返し，生児に恵まれない状態であり，３回以上流産を繰り返す場合は習慣性流産と定義されています．系統立てたスクリーニング検査と原因に対する西洋医学的治療が優先されますが，原因不明であることも多く，近年，漢方薬の有用性を示す報告もなされています．

# 妊娠悪阻

## ファーストチョイス

## セカンドチョイス

## 胃腸症状が強い

---

### ひとこと MEMO

妊娠悪阻に対しては，少量頻回の食事摂取と水分補給を促し，脱水に対しては十分な輸液を行います．輸液には，Wernicke脳症の予防のためビタミン$B_1$を加えます．悪心の緩和には，ビタミン$B_6$の経口投与が有効性を示したとの報告もあります．症状が改善されない場合，制吐薬を選択することもあります．

## 小半夏加茯苓湯 ㉑
お湯に溶かした後，冷やして少量ずつ内服します．

## 半夏厚朴湯 ⑯
症状がひどいときに．

## 六君子湯 ㊸
もともと胃腸が弱く，胃腸症状が強いとき．

### ひとことMEMO

小半夏加茯苓湯㉑・六君子湯㊸・半夏厚朴湯⑯ともに半夏・茯苓・生姜が含まれています．半夏と生姜には制吐作用があり，半夏・茯苓には胸のつかえを取る作用，茯苓には胃に停滞した水分を取り去り利尿をつける作用があります．

# 産後うつ・
# マタニティーブルー

全身倦怠感

十全大補湯 48 が
胃に障る

不安・不眠

## ひとこと MEMO

産褥期にはホルモン変動のために，一過性の軽度のうつ症
状（涙もろさ・不安感など）が認められます．産後うつ病は
褥婦の5～10%に認められるとされ，症状が2週間以上持続
する場合は，専門医への紹介を考慮します．スクリーニング
検査としてエジンバラ産後うつ病質問票（EPDS）が，妊婦・
出産後1年未満の女性を対象に使用されています．

## 十全大補湯 ㊽

全身倦怠感など体力面での疲れがでている方に．

## 加味帰脾湯 ㊣

十全大補湯㊽に含まれている地黄で胃もたれ感がある場合に．

## 女神散 ㊻

不安・不眠など精神症状が強い方に．

---

### ひとことMEMO

　産後には疲労感や貧血症状も呈することが多く，人参・黄耆を含む十全大補湯㊽が使用されますが，地黄が含まれるため胃もたれ感が生じる場合は，加味帰脾湯㊣を考慮します．加味帰脾湯㊣は，不安感や不眠などの精神安定作用にも効果がありますが，不安・不眠が強い場合は女神散㊻，イライラ・不眠には抑肝散㊾を用います．

# 乳腺炎

軽度

熱発を伴う

感染・膿形成

排膿しにくい

### ひとこと MEMO

うっ滞性乳腺炎の場合は，搾乳や乳房マッサージなどを行ったり，高カロリーの食事を控えてもらったりします．感染を起こして化膿性乳腺炎を発症した場合は，必要に応じて抗菌薬（セフェム系）や解熱鎮痛剤（イブプロフェン・アセトアミノフェン）などで対応します．また，膿瘍形成を認める場合，膿を吸引したり，切開排膿を行うこともあります．

## 桂枝茯苓丸（けいしぶくりょうがん）㉕

桃仁（とうにん）・牡丹皮（ぼたんぴ）でうっ血を取り血液循環を改善し，芍（しゃく）薬（やく）・茯苓（ぶくりょう）で水分代謝を改善します．メンタル的に落ち込んでいる方への投与は控えます．

## 葛根湯（かっこんとう）❶

急性乳腺炎発症初期に用いられます．乳汁分泌を促す作用があり，うっ滞性乳腺炎に有効であるとされています．

## 十味敗毒湯（じゅうみはいどくとう）❻

華岡青洲が創った薬です．細菌感染を起こして化膿が認められる場合．

## 排膿散及湯（はいのうさんきゅうとう）(122)

膿瘍形成が認められるが，排膿しにくい場合に．

### ひとことMEMO

軽度の乳腺炎では，搾乳など乳房ケアと同時に桂枝茯苓丸（けいしぶくりょうがん）㉕の服用にて経過観察を行います．発熱を伴う場合，葛根湯（かっこんとう）❶にて汗を出すことにより解熱を図ります．細菌感染を起こして化膿性乳腺炎を発症した場合，十味敗毒湯（じゅうみはいどくとう）❻を用いたり，膿瘍を形成しても排膿しにくい場合などは排膿散及湯（はいのうさんきゅうとう）(122)を用いることもあります．

**コラム** 私が漢方薬を勉強し始めたきっかけ

　以前，勤務していた施設の医局で，女性医師同士であれこれ身体の不調を訴えていると，「ちょっと触らせて！　ここ痛いでしょ．ストレスを溜めすぎよ．○番飲んどきなさい」とサクサクと皆の悩みを漢方で解決していく先生がいました．面白おかしく悩みを改善しつつ，漢方談義に花が咲くランチタイムも多く，漢方に自然と興味を持つようになりました．それからは，地元で開催される漢方セミナーにできる限り聴講に行きました．漢方用語満載で何を言っているのかまったくわからない講義から，何でも五苓散❶を処方しておけばよい，という過激な講義まで，さまざまな先生の講義を聴講し，漢方薬の名前も徐々に覚えました．そして，まず自分や家族，友人などへの処方から始めました．自分でもいろいろと試して，味なども覚えていきました．二日酔いに黄連解毒湯⑮と五苓散❶が効く，と聴いた講義の後には，お酒好きの友人に「いい漢方があるけど試してみる？」と処方して，大絶賛．その友人の医師も漢方のファンになりました．

　診療で漢方薬を処方し始めた頃は，処方する漢方薬の種類も少なく，一つ一つの漢方薬の処方の前後で患者さんの体調の変化を詳しく聞きながら，効果がなかったときは，その理由を考え，他の処方を探すことで処方の幅と使用経験を増やしていきました．

　西洋医学的診療をメインで行いながらフローチャートで処方しても案外上達します．

（鈴木）

# 乳房痛

## どんな乳房痛にも

### 当帰芍薬散 ㉓
とう き しゃくやくさん

生理前のホルモン変化による痛みなどの場合で痛みが
強く，何らかの対応を希望される方に．

---

**ひとこと MEMO**

　月経前に乳房痛のある方，低用量ピルやホルモン補充療法
の治療初期に乳房の痛みを訴える方がいます．また周閉経期
にもホルモンバランスの乱れから乳房の張り感や痛みを訴え
る方もいます．11 人に 1 人が乳がんになる時代です．乳が
ん検診を受診しているか確認し，乳房痛を訴える方は，比較
的乳腺量が多いので，乳房超音波検査もお勧めしています．

JCOPY 88002-587

**コラム** 女神のお薬ください

　私が勤務する施設の近隣には，薬草園も併設する薬学部があります．大学では漢方に関する市民公開講座が時々開かれており，時に，受講歴のある方が分厚い資料を持参して受診されることもあります．豊富な漢方知識を語り始める方もおりますが，そのような方は，ご自分なりに漢方の作用を勉強してきて自分で内服したい漢方をすでに決めておられることも多いです．そのような場合，一通りの診察をして，その方にとって副作用の問題などがなければ，患者さんの希望の漢方をまず処方することにしています．もちろん，下痢傾向があるのに，下剤作用の強いものを希望したりするような場合は，理由を説明して処方はしません．

　あるとき，フランス人形のようにおしゃれな出立ちの70歳代の方が「女神のお薬ください」と外来にお越しになりました．主訴は「汗が出て仕方がない」ということでしたが，何かで「女神散」の存在を知り，ぜひ内服したいと思ったようです．潜在的な疾患がないか検査をした上で，ご希望の女神散を処方しました．このように女神散については，「名前がいいから飲んでみたい」というような患者さんが時々います．

　私自身の中では第一候補にならない漢方であっても，最初は患者さんが希望する漢方（理由はさまざまですが）を否定せず，短期間処方してみることが多いです．それで合えば，言うことなし．合わなくても，次は私が最適と考える処方を納得して内服してくれるようになります．　　　　　　　　　　　　　　（鈴木）

# 術後イレウス

## 腸管通過障害や腹部膨満感があるとき

### 大建中湯 ⑩
だいけんちゅうとう

乾姜でお腹を温めて，山椒で腸の動きを良くすることで症状が軽快します．甘くて美味しいので内服しやすい，という方が多いです．

---

**ひとこと MEMO**

　大建中湯⑩は，山椒・乾姜・人参・膠飴の4つの生薬からなっており甘くて美味しいので内服しやすい患者さんが多いです．開腹術後や腸管癒着による腸管通過障害だけでなく，腹部膨満感があるときや排ガスが遅延しているとき，いつもより少し便通がよくないときに内服すると，乾姜でお腹を温めて，山椒で腸の動きを良くすることで症状が軽快します．

JCOPY 88002-587

# 抗がん剤（タキサン系）
によるしびれ

ファーストチョイス

セカンドチョイス

## ひとこと MEMO

パクリタキセル（タキソール）やドセタキセル（タキソテール）では，手袋や靴下をつける範囲に左右対称にしびれ感がでます．砂の上を歩いている感じ，くしゃくしゃにしたアルミホイルの上を歩いている感じなどと表現する方もいます．治療から時間が経過していると難治なことも多いですが全身状態がよい方には漢方の気長な内服を勧めています．

**⟫⟫ 牛車腎気丸 ⑩**

単独では無効なことが多いですが，まずは牛車腎気丸
⑩のみで開始します．

**⟫⟫ 牛車腎気丸 ⑩ ＋附子**

相当量を長期に使用します．附子は 4 週毎に 1.5 g/日
で増量可能です．副作用が出る附子量を知って，それ
以下で長期の内服をすすめます．

**or 大柴胡湯 ⑧
＋桂枝茯苓丸 ㉕**

柴胡含有漢方薬が有効なしびれは，タキサン系の薬剤
が多いようです．無効のときは，柴胡含有漢方薬＋血
流をよくする漢方が効くこともあります．

---

### ひとこと MEMO

　牛車腎気丸⑩には地黄が含まれているため，胃腸障害があ
る方や内服後に胃もたれ感がある方には，まずは食後の内服
をお勧めします．それでも内服できない場合は，地黄が含ま
れない桂枝加朮附湯⑱を処方することもあります．すぐには
症状は取れないので，少しでも改善することを期待して気長
に内服してみましょうと時間がかかることも説明しています．

JCOPY 88002-587

117

# 外陰部掻痒症

## ファーストチョイス

## 比較的体力がある

## 八味地黄丸 ❼ が胃に障る

## イライラ

### ひとこと MEMO

　真菌症，毛しらみ，性器ヘルペス（水疱のでき始めに痒みの訴えあり）などの除外を行ないます．抗ヒスタミン薬，キンダベート軟膏（マイルドクラスのステロイド），オイラックスクリーム（鎮痒薬）などを処方します．洗浄のしすぎで悪化しているケースもあり，過度の洗浄を控えること，洗浄剤は弱酸性〜酸性のものを使用することなどをお勧めします．

118

### 八味地黄丸 ❼
陰部や泌尿器周辺に何らかの症状を訴える方に．

### 竜胆瀉肝湯 ㊆
冷やす漢方薬のため冷えを訴える方には注意しましょう．地黄を含むので胃弱の方は食後内服をお勧めします．

### 猪苓湯 ㊵
地黄が胃に障って八味地黄丸❼が内服できない，泌尿生殖器系関連に違和感を感じる方に．

### 抑肝散加陳皮半夏 ㊸
なかなか根治しない掻痒感でイライラが強い方に．

### ひとこと MEMO

　掻痒感が強い方には，西洋医学的な治療を併用しながら漢方治療を始めます．長年，痒みに悩まされ治療に苦慮するケースが多いため，少し気長に治療をしていきましょう，とお伝えします．かゆみ自体がストレスとなり症状を強く責めるように訴えるケースには，抑肝散加陳皮半夏㊸や加味逍遙散㉔を投与すると，少し症状を受け入れながら治療を継続できます．

# 多汗症

## 色白・ぽっちゃり体型の方

## 体力のある方

## 緊張すると汗が出る

### ひとこと MEMO

甲状腺疾患など他疾患による多汗の除外をまず行います．大切な着物を着るときだけでもどうしても汗のコントロールをしたいなどの要望があるときは，プロバンサインの処方をすることもあります．汗だけでなく，唾液分泌なども抑制するため，事前に説明しておくことが大切です．腋窩多汗症であれば皮膚科でのボトックス治療（保険適用）も紹介します．

## 防已黄耆湯 ⑳

黄耆に止汗作用があるとされています．腋臭や黄汗の改善や軽減にも効果があります．あまり喉が渇かない方に．

## 越婢加朮湯 ㉘

麻黄6g/3包を含むので胃腸が丈夫で体力がある方に．喉が渇きやすく水分をたくさん取る方に．

## 桂枝加竜骨牡蛎湯 ㉖

局所的多汗の場合，精神的緊張が関与する場合があります．虚弱で心配性の方．

### or 柴胡加竜骨牡蛎湯 ⑫

比較的体力があり，ストレスが溜まっている方．

### or 四逆散 ㉟

比較的体力があり，手足は冷えるが手に汗をかきやすい方．

### ひとこと MEMO

更年期障害を過ぎた方で，玉のような汗がでるのでどうにかしてほしいというとき，なかなか漢方では満足度が得られるレベルの改善となるのは難しいです．運動時・交感神経緊張時・高温多湿環境などによる生理的多汗もあることを説明して納得してもらうこともあります．患者さんの中には，汗止めベルトが一番効果的だった，という方もいます．

# 子宮脱・子宮下垂

## ファーストチョイス

## セカンドチョイス

### ひとこと MEMO

子宮脱治療の基本は外科的療法で，保存的治療は補助的な役割となります．保存的療法には，ペッサリー，運動行動療法（骨盤底筋体操・体重軽減・便秘のコントロールなど），薬物療法があります．ペッサリー挿入後，そのまま放置すると腟壁に潰瘍や肉芽，埋没などが起こることがありますので，約 3 ヵ月に 1 回程度，婦人科でのチェックをお勧めします．

## 補中益気湯 ㊶
筋肉の緊張が不足して元気がない方に．

## 八味地黄丸 ⑦
高齢の方で下腹部が軟弱で抵抗がなく，下半身の冷えや腰痛などを伴っている場合．子宮下垂での保険適用はありません．

### ひとこと MEMO

　補中益気湯㊶に含まれる升麻に引き上げる作用があるとされています．内服した方の39％で下垂感などの症状が改善したと報告されています．ペッサリー挿入にも抵抗があり，何か薬で改善できないか，というような患者さんに試してみます．無効な場合はペッサリーや手術をお勧めします．

# 摂食障害を疑ったら

## 摂食障害

## 食欲がなく
## 体重が増えない

## 若い人向け(大学生
## 以下を目安に)

## 皮膚の乾燥がひどい

### ひとこと MEMO

　無月経を主訴として婦人科に来院する患者さんの中で，神経性食欲不振症を疑うときは，摂食障害を専門とする医師に紹介します．標準体重の70%未満の場合は，月経を起こさせる治療は行いません．長期の低エストロゲン状態で無月経が続いているときは骨量の測定も行います．

## 専門医への紹介が基本です

### 六君子湯 ㊸
食欲を増進させて元気をつける役割にも期待して，本人が拒否しなければ処方します．

### 小建中湯 ㊟
環境の変化やストレスを伴っている場合に．

### 十全大補湯 ㊽
当帰飲子㊏や四物湯㊆も候補になりますが，全身状態にも配慮して十全大補湯㊽をチョイス．

#### ひとこと MEMO

精神的ストレスを和らげる目的で，加味逍遙散㉔，柴胡桂枝湯⑩，半夏厚朴湯⑯なども用いますが，摂食障害は基本的には漢方薬で改善を期待することは難しい疾患です．付き添いのご家族は，少しでもよいものがあれば処方してほしいとの思いが強く，漢方薬を希望する場合に処方することもありますが，専門医での治療・全身管理を優先すべきです．

# 下腹部痛（骨盤痛）

月経の全期間中痛い

温めると楽になる

お腹が張る

大学生未満

### ひとこと MEMO

　成熟期であれば，子宮内膜症など疾患の除外が必要です．検査データ上，内膜症を示唆する所見がなくても月経周期に伴って痛みの変化がある場合は，ホルモン剤による治療を行うと楽になるケースもあります．婦人科的にも消化器内科的にも器質的疾患が認められないにもかかわらず，下腹部痛を訴える場合に漢方が効果を発揮することが多いです．

**当帰建中湯**

虚弱な体質で疲れやすく，手足の冷えを伴っている方に．

 **真武湯** ㉚

お腹が冷えて痛みやすい方に有効です．

 **大建中湯** ⑩⓪

お腹を温めて，腸管の血流を改善し蠕動運動を調節します．腹部にガスや便が溜まっている感じですっきりしないときに．

 **小建中湯** ㊚

緊張する場面で下腹部痛が増強する方に．

### ひとことMEMO

　機能性の痛みの場合，生活習慣，冷えの有無，便通の状況などの確認を丁寧に行います．痛み以外の視点からのアプローチで痛みが消失するケースを多々経験します．さまざまな西洋医学的治療で改善がみられない慢性の下腹部痛に，十全大補湯㊽と毎晩のビールを控えてもらったところ，1ヵ月後にはほとんど鎮痛剤が不要になったという症例もありました．

# 便秘

## ファーストチョイス

## 効かないとき

## 肩こり・動悸・不眠

## 高齢者

### ひとこと MEMO

便秘のお悩みは，外来では非常に多いです．便秘の訴えが
あった場合は，その他の症状（月経トラブルや更年期症状は
ないか，不眠不安はないか）などもうかがって，漢方薬の選
択をします．漢方では，便秘を血の流れがよくないと捉え治
療しますが，便秘を改善することで他の症状も取れて体調が
改善することも多いです．

128

## 大黄甘草湯 ❽④

常習便秘に広く用いられます．

## 桃核承気湯 ❻①

頑固な便秘，冷えのぼせがある更年期の方，月経トラブルのある方に．下剤作用が強く最初から1日3包で内服すると下痢がひどくなってしまう方もいるので，便通をみながら内服量を調整するように十分説明して処方します．

## 通導散 ❶⓪❺

肩こりや動悸・不眠・不安など精神症状も伴うような方に．

## 麻子仁丸 ❶②❻

甘草を含まない漢方を使用したいとき，高齢者，病後，コロコロ便などに．より虚弱な方には潤腸湯❺①を選択しますが，甘草を含みますので電解質異常に注意が必要です．

### ひとこと MEMO

　大黄は，大腸に作用して下剤の役割を果たします．小腸には作用しないので消化吸収には影響を与えません．桃核承気湯❻①に含まれる芒消は便を柔らかくします．下剤の効果は個人差があるので，内服量・内服時間などは患者さんに合わせて調整してもらいます．IBSの便秘には，大黄を含まない桂枝加芍薬湯❻⓪や大建中湯❶⓪⓪を処方します．

# 冷え症：1

冷え＋むくみ

手足が冷える

### ひとこと MEMO

冷え症は，「身体の特定の部位のみがとくに冷たく感じる場合」と定義されており，実際に触ると冷えていない場合もあります．逆に，触れて冷えている「冷え」があっても何も症状を訴えないこともあります．まずは甲状腺疾患や貧血などの有無を確認し，異常があれば基礎疾患の治療を行います．

### 当帰芍薬散 ㉓
色白で華奢なタイプに効果を示すことが多いです．気長に内服してもらいます．

### 当帰四逆加呉茱萸生姜湯 ㊳
月経痛や頭痛も一緒によくなります．

#### ひとこと MEMO

　「冷え」なのか「冷え症」なのかを確認して，「冷え」に対しては冷えている部分により漢方薬を選びます．また，冷え以外にむくみ・めまい・下痢などの有無，月経の状況，のぼせの有無，胃腸虚弱の有無なども漢方薬選択のヒントとなります．「冷え症」には柴胡を含むストレスを和らげる漢方薬が効果を示すこともあります．

# 冷え症：2

お腹が冷える

下半身が冷える

全身が冷える

## ひとこと MEMO

　冷えの症状についてだけでなく，生活習慣の確認も必要です．無理なダイエット，生野菜などを中心とした偏食，水を毎日何リットル飲むと決めている，不規則な生活，運動不足，薄着や露出の多い服装などがあれば，生活習慣の改善を勧めます．それにより血行や代謝がよくなり，月経不順，月経痛などの症状の改善をよく経験します．

## 真武湯 ㉚

下痢やめまいなどの症状を訴える虚弱な方に．冷えると体調が悪くなる方には真武湯㉚を継続しながら，気になる症状に対する漢方薬を加えます．

## 苓姜朮甘湯 (118)

腰痛がある方，下半身がむくみっぽい方に．上半身がのぼせる場合は五積散(63)を選択します．高齢者で胃腸が丈夫であれば，八味地黄丸⑦も選択肢となります．

## 十全大補湯 ㊽

顔色が悪く皮膚が乾燥して，倦怠感を訴え，体力が弱っている方に気長に内服してもらいます．四肢冷感にも効果があります．

### ひとことMEMO

四肢の冷えに多愁訴が加わる場合，加味逍遙散㉔．下半身（足）の冷えに加え，手足のほてり，口唇乾燥があれば，温経湯(106)．背中がぞくぞくして寒気を訴える場合は麻黄附子細辛湯(127)（2〜3 月頃は花粉症にもよいと好評です）．体を温めて冷えを改善する漢方薬は多数あります．「いろいろ試しても冷える」という場合は真武湯㉚と苓姜朮甘湯(118)の併用もお勧め．

# むくみ

## ファーストチョイス

## 冷え＋頭痛

## やや肥満，水太り

---

### ひとこと MEMO

　月経サイクルの黄体期に黄体ホルモンによる影響でむくみを訴えられる方が多いです．月経痛や月経前症候群・月経前不快気分障害も伴うケースでは，抗ミネラルコルチコイド作用を持つドロスピレノンを含む LEP（ヤーズ配合錠）を処方するとむくみも軽減します．デスクワークや立ち仕事で下肢にむくみが出る方は弾性ストッキングの着用を指導します．

## 五苓散 ❿
身体の水分量をバランスよく保つ効果があります．

## 当帰芍薬散 ㉓
色白で華奢なタイプに．

## 防已黄耆湯 ⓴
やや肥満傾向で水太りタイプ，関節痛がある方に．

### ひとこと MEMO

　むくみをみたら，甲状腺機能異常，貧血の有無など原因検索も必要です．他院でも漢方を処方され複数の漢方を内服している症例では，1日あたりの甘草の量が多くなり，むくんでいることもあります．その場合は，甘草の量を減らすだけでむくみが改善することがあります．

# 頭痛

## 冷えもあり

## 低気圧性の頭痛・月経前の頭痛

## 筋緊張性頭痛

## 高血圧傾向

### ひとこと MEMO

　画像上では異常がないと言われ，更年期ではないか，と婦人科を受診された頭痛の患者さんで，念のため，再度 MRI 検査を実施したところ，脳動脈瘤の破裂一歩手前ですぐに手術に至った症例もあります．経験したことのないような頭痛，一時も軽快することなく持続する頭痛は，注意が必要です．

## 呉茱萸湯 ㉛

苦い漢方薬ですが，効果がある人は気にならないと言います．冷えの改善も期待できます．30分以内に効果がなければ，追加でもう1包．

## 五苓散 ⑰

身体の水分バランスを整えます．口渇やむくみがある方，排尿回数が少ない方により効果的です．

## 葛根湯 ①

お風呂に入るとよくなるような頭痛に．お湯に溶いて内服します．就寝直前は眼が冴えてしまうので避けたほうがよいことを伝えます．

## 釣藤散 ㊼

血圧は西洋薬で西洋医学的目標値にコントロールすることが大前提です．ストレスで高血圧傾向や頭痛があれば，柴胡加竜骨牡蛎湯⑫で効果があることも多いです．

### ひとこと MEMO

呉茱萸湯㉛や五苓散⑰は，片頭痛にも用いられます．手足に冷えがあり，嘔吐を伴うような片頭痛には呉茱萸湯㉛，口渇やむくみ，尿が少ない方には五苓散⑰を選択．頭痛の頻度が高い場合は予防的に連日内服，頻度が低い場合は症状発現時に頓服を勧めています．西洋薬と併用することも多く，漢方との併用で西洋薬の減量につながることもよく経験します．

# めまい・身体動揺感

## ファーストチョイス

## ときどきめまい感

## 冷えと下痢

## 頓服

### ひとこと MEMO

　末梢性めまいの多くは，良性発作性頭位めまい症ですが，症状がひどく長く続き，前庭神経炎，聴神経腫瘍などの鑑別が必要となる場合は専門医を紹介します．すでにトラベルミンやメリスロンが処方されている場合も多いですが，特に眠気がでない薬を希望されるときは漢方が活躍します．

## 苓桂朮甘湯 ㊴

めまいの第一選択薬です．ひどいときは，2包内服します．

## 半夏白朮天麻湯 ㊲

めまい感が時々あって，冷えはない方に．

## 真武湯 ㉚

茯苓と蒼朮には，身体にある過剰な水分を取り去る作用や消化吸収を高める作用があります．

## 五苓散 ⑰

身体の水分バランスを整えます．口渇やむくみがある方，排尿回数が少ない方により効果的です．

### ひとこと MEMO

　立ちくらみや動悸があるときも苓桂朮甘湯㊴が効果的です．なんとなくのめまい感や身体動揺感があってすっきりしないときは，参考剤でもある半夏白朮天麻湯㊲を長期に使用することが多いです．胃腸の調子も良くなり内服していると安心とのことで継続を希望する患者さんが多いです．排尿回数が少なくなっているときは五苓散⑰を頓服使用します．

# 動悸

## 循環器内科で異常なし

## 不安でドキドキ

## 多愁訴の1つ

## 安静でドキドキ

### ひとこと MEMO

動悸には西洋医学的検査，治療が優先されます．明らかな器質的疾患がないにもかかわらず，症状が気になる場合にのみ，漢方を試してみます．

## 炙甘草湯 ㊷

機能的な動悸の自覚症状が続くときに．

## 柴胡加竜骨牡蛎湯 ⑫

ストレスを抱えていて不安でドキドキするときに．

## 加味逍遙散 ㉔

多愁訴の一つに動悸を訴える場合があります．

## 半夏厚朴湯 ⑯

一人になったり，静かになったりすると，ドキドキするときに．

### ひとこと MEMO

器質的異常がないのに動悸が気になる場合は，炙甘草湯㊷を処方します．効果がある時は，比較的短期間で実感します．背景に強いストレスを感じているときは，柴胡加竜骨牡蛎湯⑫を処方しますが，黄芩を含むので定期的に肝機能チェックを行います．

# 疲労倦怠感：1

かぜを引きやすい

冷えを伴う

### ひとこと MEMO

　疲れがとれない，よく風邪をひく，すぐに喉を痛める，睡眠を取っても日中の眠気がある，免疫を高めたいなどという方にはお勧めです．過度の期待には，「栄養ドリンクのように内服したらすぐにシャキッとするわけではないですが，継続すると，最近休まず生活できている，風邪をひきにくくなった，などと効果を実感しますよ」と説明しておきます．

142　　　　　　　　　　　　　　　　88002-587 JCOPY

## 補中益気湯 ㊶

免疫力を高めて，症状の緩和を図るためには長期的な内服をお勧めします．冷えがない方に．

## 十全大補湯 ㊽

冷え，貧血症状，抜け毛，皮膚の乾燥などを伴う方に．胃もたれ感があるときは食後に内服します．

### ひとこと MEMO

十全大補湯㊽を飲んで冷えが取れ，毎冬のしもやけができなくなった方もいます．人参が含まれるので，ホットフラッシュのある方への処方で汗がひどくなることがあり注意が必要です．地黄を含むので胃に障る方は食後に内服します．4味以外は異なる生薬ですが，効用効果が近い「養命酒」みたいな漢方ですよ，と説明すると理解してもらいやすいです．

# 疲労倦怠感：2

## 食欲がない

## 不眠・抑うつ気分

### ひとこと MEMO

　六君子湯❸は，その薬理作用の研究も進められており，①グレリン分泌増加作用，②胃排泄促進作用，③胃適応性促進作用，④胃粘膜血流増加作用，などが報告されています．四君子湯❼＋二陳湯❸の構成となっており，抑うつ傾向で食欲不振のときは，六君子湯❸＋香蘇散❼を処方します．

144　　　　　　　　　　　　　　　　　　88002-587 JCOPY

## 六君子湯 ㊸

食欲不振や胃もたれなど広く消化器症状に使用されます．

## 加味帰脾湯 (137)

加味帰脾湯(137)で軟便化する場合は帰脾湯(65)に変更します．

### ひとこと MEMO

加味帰脾湯(137)は，精神安定作用のある柴胡・酸棗仁・山梔子に加え，人参・黄耆で元気にする作用があります．睡眠の質が改善されることで，より疲れが取れるという方が多いです．山梔子により軟便化する場合は，山梔子を含まない帰脾湯(65)に変更を考慮しますが，柴胡も含まれないので，気の高ぶりがない比較的精神的に落ち着いている方にお勧めします．

# 疲労倦怠感：3

## 排尿トラブル
### （頻尿など）

## めまいを伴う

---

### ひとこと MEMO

清心蓮子飲⑪は，人参・黄耆に加え蓮肉を含み，胃腸の機能を高めて元気にしてくれる作用があります．地黄を含まないので，胃弱で八味地黄丸❼や牛車腎気丸⑩が内服しにくい高齢の方にはお勧めです．

## 清心蓮子飲 ⑪
地黄を含まないので胃が弱い方にも安心です．

## 半夏白朮天麻湯 ㊲
めまい・頭重感・食欲不振などを伴っているときに．

### ひとことMEMO

　半夏白朮天麻湯㊲は，めまい・ふらつきを改善する天麻，制吐・鎮嘔作用のある半夏・陳皮，停滞した水分を除いて浮腫や頭痛などの症状を改善する蒼朮・沢瀉に加え，消化吸収機能を高める生薬で構成されています．また，甘草を含まないため偽アルドステロン症のリスクもなく，長期に使用しやすい理由の一つともいえます．

# 睡眠障害

## ファーストチョイス

## 気分が高まっていて眠れない

## イライラして眠れない

---

### ひとこと MEMO

すでに睡眠導入剤を使用中の方では，漢方併用で西洋薬の眠剤の減量ができることもあります．初めて睡眠導入剤を使用する方には，漢方をメインに処方し，不眠時頓服で西洋薬を数回分処方しておくと，漢方だけを内服し熟睡感が得られたという方も多いです．頓服の薬があるという安心感も効果があるのかもしれません．

## 加味帰脾湯 ❼⃝137

中途覚醒の予防にも効果があります．毎食前または夕
食前・就寝前に内服を勧めています．人参・黄耆を含
むので睡眠障害による疲労倦怠感の改善が期待できま
す．

## 抑肝散 ❺⃝54

気持ちをクールダウンできずに眠れない，中途覚醒後，
眠れないときにも活用．体格がしっかりした方には黄
連解毒湯❶⃝15を選択します．

## 加味逍遙散 ❷⃝24

多愁訴の中の一つとして睡眠障害が含まれる場合．イ
ライラに加え，不安感・便秘を伴うような場合には柴
胡加竜骨牡蛎湯❶⃝12なども効果を認めます．

---

### ひとこと MEMO

　いろいろ考えて気持ちが高ぶって眠れないときは，抑肝散
❺⃝54が効果があります．また，中途覚醒し，もう少し寝たいが
作用時間から西洋薬では寝過ごす心配や，朝の車の運転に心
配があり内服できないときにも漢方が役に立ちます．毎晩熟
睡感が得られず，疲れ気味の方には，人参・黄耆を含む加味
帰脾湯❼⃝137が睡眠の改善とともに元気をつけてくれます．

JCOPY 88002-587

149

# イライラ：1

さまざまな
精神症状

周囲に八つ当たり

細かいことで
イライラ

## ひとこと MEMO

　イライラは，冷え・便秘・むくみなどと並び多くの女性が
訴える症状の一つです．月経前症候群の一つとしてイライラ
など情緒不安定を訴える場合は，40 歳未満では OC/LEP も
選択肢の一つとなります．西洋医学的には抗不安薬などが処
方されるケースもあるようですが，漢方でもかなりイライラ
のコントロールができます．

## 加味逍遙散 ❷

イライラだけでなくさまざまな精神症状を示すタイプ，多様な症状を訴えながらよくしゃべる方に．

## 抑肝散 ❺

ストレスを抱え込んでイライラして周囲に当たり散らしてしまう方に．体格がしっかりしている方では，黄連解毒湯⑮も選択肢に．

## 柴胡桂枝乾姜湯 ⓫

細かなことが気になってイライラする，下半身が冷える，頭に汗をかきやすい方に．

### ひとこと MEMO

　加味逍遙散❷に含まれる柴胡・薄荷・山梔子が気持ちを安定化させてくれます．抑肝散❺に含まれる釣藤鈎には，鎮静・鎮痙効果がありますので，興奮・緊張・高ぶりを抑えてくれます．疲労していてイライラを外に出す元気もなく一人で抱えているような方には柴胡を含まない桂枝加竜骨牡蛎湯❷などを選択します．

# イライラ：2

動悸・不眠

不眠・抑うつ

ヒステリック

## ひとこと MEMO

　ホルモンバランスの変動で月経前や更年期の時期にイライラしやすく情緒不安定になりやすい傾向があります．本人や周囲がそうした体内の変化を理解することで症状の安定化や対策が立てられることもあります．一方で，多くの責任を担いストレスや疲労感が蓄積してイライラしているケースも多々経験します．それぞれの状況に応じたケアが必要です．

## 柴胡加竜骨牡蛎湯 ⑫

比較的体格がしっかりしていて冷えがない方に.

## 四逆散 ㉟

比較的体格がしっかりしていて手足が冷えるが，手に汗をかきやすい方に.

## 甘麦大棗湯 72

ヒステリックに感情が爆発してしまうとき，即効性があるので，頓服で．甘草を多く含むので常用するときは偽アルドステロン症に注意します.

### ひとことMEMO

加味逍遙散㉔タイプでイライラしているのだけれど，少し抑うつ傾向が見られるようになってきた場合は，香附子を含む滋陰至宝湯92に変更するとよい場合があります．四逆散㉟では効果が不十分で，強いストレスがあり，肩こりや便秘を伴う体格のしっかりした方では，大柴胡湯❽が有効なことが多いです.

# 肩こり

## ファーストチョイス

## 痛みを伴う

## 頭痛を伴う

## 背中が張る

### ひとこと MEMO

肩こりは同じ姿勢を長く続けない，適度な運動や体操をするなど予防が大切です．マッサージ療法，温熱療法，薬物療法（シップ薬，筋弛緩薬，局所注射など）が行われます．明らかな原因疾患があれば，その治療が必要です．

### 葛根湯 ❶
お湯に溶いて，フーフーしながら内服を．
弱々しい体型の方には，あまり向きません．

### 芍薬甘草湯 ❻❽
肩がこって痛みがあるとき，頓服で使用します．

### 呉茱萸湯 ㉛
冷えもあり，肩こりから頭痛もあるとき．

### 抑肝散 ㊴
肩というより背中が張るとき．

---

### ひとこと MEMO

　葛根湯❶は筋緊張を緩和する作用があります．お風呂に入ると良くなるような肩こりには，温めて血流を良くする葛根湯❶が効果があります．お湯に溶かして内服することがポイントです．予防的というより肩がこったときに頓服で内服してもらいます．眠前の内服では，目が冴えてしまうことがあるので，就寝直前の内服は注意が必要です．

# 五十肩

## ファーストチョイス

## 冷えを伴う

### ひとこと MEMO

片側の腕だけ挙上しにくい，服を脱いだり着たりができないなどの訴えがある場合や，すでに整形外科にて対症療法をしているが改善せず何か良い漢方を出してほしい，と言われた場合に処方します．

## 二朮湯 ⑱

病名投与的に投与します．

## 桂枝加朮附湯 ⑱

附子の作用で痛みを取ります．

---

### ひとこと MEMO

自然経過も否定できませんが，1〜2ヵ月の内服で症状が軽快するケースを多く経験します．冷えもあり痛みが強い場合は，桂枝加朮附湯⑱を処方して痛みが軽減するケースもあります．

# 関節痛

## ファーストチョイス

## セカンドチョイス

### ひとこと MEMO

エストロゲンには，腱や関節を包む滑膜の腫れをとる作用があるとされ，更年期・妊娠授乳期・乳がん術後などエストロゲンが低下する時期に腱鞘炎や手根管症候群が起こりやすいとされます．関節リウマチなどの疾患が否定された50歳以降の女性の手指の症状（関節痛・腫れなど）は，ホルモン補充療法やエクオール含有食品の摂取で症状の改善もあります．

>>> **桂枝加朮附湯 ⑱**
附子の鎮痛効果を期待します．

>>> **桂枝加朮附湯 ⑱
　＋附子**
効果が弱いときは附子を増量します．

### ひとことMEMO

　手指以外の関節痛には，附子や麻黄の鎮痛効果を期待して，桂枝加朮附湯⑱や麻杏薏甘湯㊆などを選択します．麻黄はエフェドリンを含みますので，麻杏薏甘湯㊆を長期服用するときは，血圧上昇に注意が必要です．

# 尋常性痤瘡（ニキビ）

月経前に悪化

膿んだニキビ

頑固な便秘

### ひとこと MEMO

　月経不順もあり，ニキビがひどい場合は男性ホルモン値の上昇を伴う多嚢胞性卵巣症候群を呈していることが多いです．その場合，男性ホルモン様作用を有しない黄体ホルモンを含む LEP 製剤（ヤーズ配合錠，尋常性痤瘡での保険適用はなし）の服用で，ニキビの改善が見られます．月経前に悪化しやすいニキビもピルの内服で改善を認めることが多いです．

## 桂枝茯苓丸加薏苡仁 ㊙

悩んだら，まず女性のニキビのファーストチョイスとして処方．少し青みがかったニキビに．色白・冷え症・華奢な方のニキビには当帰芍薬散㉓を．

## 十味敗毒湯 ❻

赤みが少なく，膿んだ感じのニキビに．化膿性疾患への消炎効果があります．

## 桃核承気湯 ㊱

便通をみながら内服量を調整します．強い下剤作用があるので，軟便化するときは減量します．

---

### ひとこと MEMO

　白く膿んでいるようなニキビには十味敗毒湯❻，それ以外のニキビには桂枝茯苓丸加薏苡仁㊙を処方して様子をみます．便秘がひどくニキビなどの皮膚症状が出ている場合は，便秘の改善を行うと皮膚症状も改善することがあるので，桃核承気湯㊱などで便通の改善を優先します．

# 抜け毛・円形脱毛症

## ストレス性の
## 円形脱毛症

## 皮膚の乾燥

## 全身倦怠感

### ひとこと MEMO

　女性では頭頂部の比較的広い範囲の頭髪が薄くなるパターンが多く更年期に訴えが増加します．慢性休止期脱毛，膠原病や慢性甲状腺炎などの全身疾患に伴う脱毛，貧血，急激なダイエット，消耗性疾患などによる脱毛を除外します．ガイドラインでは1％ミノキシジルの外用の効果が強く勧められています．全頭型脱毛など重度な症例は専門医を紹介します．

## 柴胡加竜骨牡蛎湯 ⑫

比較的体格がしっかりしていて，イライラがあるタイプ．

## or 桂枝加竜骨牡蛎湯 ㉖

華奢なタイプに処方します．手足が冷えて，動悸や不安感がある方に．

## 当帰飲子 ㊱

何首烏に育毛効果があるとされています．

## 十全大補湯 ㊽

全身倦怠感・冷え・皮膚の乾燥を伴うときに．体質改善を期待して気長に使用します．

### ひとこと MEMO

　抜け毛の訴えに対して漢方のみで症状の改善を期待することは難しいですが，背景にストレス，貧血，消耗性疾患などがある場合には漢方が補助的に効果を示す可能性を期待して処方します．冷え・皮膚の乾燥などの体質改善を目指して気長に処方します．

# 爪が割れる・二枚爪

全身倦怠感

冷え・貧血・乾燥

### ひとこと MEMO

巻き爪や陥入爪のような痛みを伴う症状ではないですが，二枚爪・爪が割れやすい・爪に縦シワが入る，などといった爪のお悩みの相談を受けます．たんぱく質，鉄分，亜鉛などの栄養素がきちんと摂取できているかを確認し，爪の保湿も指導します．痛みを伴うような爪の症状があるときは，専門医受診をお勧めします．

## 十全大補湯(じゅうぜんたいほとう) ㊽

全身倦怠感・貧血・冷え・皮膚の乾燥を伴うときに.

## 四物湯(しもつとう) (71)

四物湯(しもつとう)(71)（当帰(とうき)・芍薬(しゃくやく)・川芎(せんきゅう)・地黄(じおう)）は体に潤いをつけます．単独でも使用しますが，加味逍遥散(かみしょうようさん)㉔など他の漢方と併用することが多いです．

### ひとことMEMO

漢方では爪は栄養状態を反映すると考えて，貧血などの症状を改善する効果が期待できる四物湯(しもつとう)(71)または四物湯(しもつとう)(71)を含む十全大補湯(じゅうぜんたいほとう)㊽を処方します．何かの症状に加えて，実は爪も気になる，という形で症状を訴えるケースが多いので，そのようなときは主訴に対する漢方に四物湯(しもつとう)(71)成分が含まれていない場合，四物湯(しもつとう)(71)を追加します．

# 手湿疹（主婦湿疹）

## ファーストチョイス

## 皮膚の乾燥が
## ひどいとき

## 皮膚の乾燥もひどく
## 疲れ・冷え症あり

### ひとこと MEMO

　すでにステロイド外用薬，尿素含有クリーム，保湿剤など
を使用していても，なかなか改善しない場合，漢方薬が著効
するケースを多々経験します．主婦湿疹と汗疱で手掌と手指
の皮膚が全面剝けて手袋なしでは日常生活ができない患者さ
んに温経湯⑩を投与したら，4週間後には著明に改善を認め
たこともあります．

## 温経湯 106

阿膠はお肌をしっとりさせてくれます．気長に内服してもらいますが，効果がない場合，桂枝茯苓丸加薏苡仁 125 が有効なことも．

## 四物湯 71

四物湯 71（当帰・芍薬・川芎・地黄）は体に潤いをつけます．単独でも使用しますが，加味逍遙散 24 など他の漢方と併用することが多いです．

## 十全大補湯 48

四物湯 71 ＋四君子湯 75 ＋桂皮＋黄耆から構成されています．貧血気味で冷え症もあり，疲れもたまっている方に．

---

### ひとこと MEMO

　温経湯 106 は，口唇の乾きがある月経不順や月経困難症，更年期障害でもよく使用されます．温めて潤す効果が期待できるので，下腹部の冷えを取り，乾燥肌の改善などの作用もあります．月経関連のトラブルに加え，湿疹・乾燥肌などの皮膚症状には，温経湯 106 が効果的です．月経関連の症状がなければ，四物湯 71 を含む十全大補湯 48 も選択肢となります．

# 肥満症

食べすぎ・運動不足

水太り・筋肉量が
少ないタイプ

ストレス太り

### ひとこと MEMO

　生活習慣病のチェックに加え体重増加の原因，便通の状況
などを確認します．更年期には体重増加の訴えが多くなりま
す．食生活・運動習慣に変化がなくても，エストロゲンの低
下に伴い，皮下脂肪だけでなく内臓脂肪の増加も伴ってきま
す．筋肉量も低下し基礎代謝も低下します．これまでの体重
を維持するためには，セルフケアが必要なことを伝えます．

168

## 防風通聖散 ㉖

比較的体力があり，胃腸が丈夫で便秘があるタイプ．
肥満に広く使用しますが，もともと軟便の方には控え
ます．

## 防已黄耆湯 ⑳

甘いおやつをよく好むぽっちゃりタイプには効果を示
すことがあります．むくみが取れず，より効果を強め
たいときは，茯苓飲㊳を併用することもあります．

## 大柴胡湯 ⑧

ストレスが溜まっていて，肩こりや便秘があるタイプ
に．

---

### ひとこと MEMO

　漢方による肥満症へのアプローチは，便秘の改善・身体の
水はけの改善・ストレス食いの予防を促すことから始めま
す．漢方薬を内服するだけで痩せるような簡単なダイエット
法はありません．併せて，食事指導・運動指導も行います．

# 起立性調節障害

## めまい・たちくらみ

## 胃腸虚弱・倦怠感

## 子どもの立ちくらみ

### ひとこと MEMO

　安静臥床後に立位で血圧・脈拍を測定するシェロングテストを行い，起立性低血圧の有無を診断します．また，基礎疾患の有無，薬剤内服の有無を確認します．弾性ストッキングの着用や水分摂取など生活習慣の改善も勧めます．検査データには異常がないが，めまい・ふらつきなどの症状があるときは，漢方で対応します．

## 苓桂朮甘湯 ❸❾

精神安定作用がある生薬を含みます．構成生薬が４つなので，比較的即効性があります．

## 半夏白朮天麻湯 ❸❼

ふらつきを改善する天麻，制吐・鎮嘔作用のある半夏・陳皮に加え，身体の水分バランスを保ち，消化吸収機能を高める生薬などで構成されています．

## 小建中湯 ❾❾

中学生・高校生などの若年者で学校や塾に行くと立ちくらみがして調子が悪くなるような場合に処方します．

---

### ひとこと MEMO

　器質的疾患のないめまい・立ちくらみに対しては，まず苓桂朮甘湯❸❾で様子をみます．胃腸虚弱もあり，倦怠感を伴うケースでは人参・黄耆を含む半夏白朮天麻湯❸❼を使用します．若年者でストレスがかかったときなどにめまい感や立ちくらみが生じやすいケースでは，小建中湯❾❾が効果を示すことが多いです．

# 思春期の月経トラブル

**比較的体格がしっかりしているタイプ**

**ニキビ**

**色白で冷え症・華奢なタイプ**

---

### ひとこと MEMO

　初経後，卵巣機能の未熟性から月経不順が生じたり，中学生・高校生で月経痛がある場合，特に付き添いのお母様がホルモン治療を希望されないケースに多々遭遇します．そのような場合，漢方のみで症状が改善するケースも多いですが，漢方継続にて症状が改善しない場合はその後の西洋学的治療の受け入れがよく移行しやすくなります．

**女性の相談**

**難治な症状**

**よくある症状**

➡️ **桂枝茯苓丸** ㉕
けい し ぶくりょうがん

思春期の生理痛のファーストチョイス.

➡️ **桂枝茯苓丸加薏苡仁** ⑫⑤
けい し ぶくりょうがん か よくい にん

生理前に悪化する青みがかったニキビを伴うような
ケース.

➡️ **当帰芍薬散** ㉓
とう き しゃくやくさん

むくみや頭痛を伴うタイプにはより有効です. 白っぽ
いニキビにも効果が期待できます.

---

### ひとこと MEMO

　思春期のお子様では，学校や塾などで忙しく，内服コンプ
ライアンスを高めることが難しくなります. 錠剤や１日２回
の内服タイプにしたり，継続しやすい方法を選びます. 気に
なるニキビを改善したり，生理痛が楽になると，しっかり忘れ
ず内服してくれます. 毎回母娘で受診するケースでは，別々
に話を聞くことで他の処方が候補に挙がることもあります.

**コラム** 知っておきたい！　ピル

　経口避妊薬は，一般的にピルと呼ばれていますが，エストロゲンとプロゲスチンの合剤のうち，避妊を目的として用いる薬剤を OC（Oral contraceptive），月経困難症や子宮内膜症などの疾患の治療を目的として用いる薬剤を LEP（Low dose estrogen-progestin）として区別しています．

　内服開始可能年齢は，初経発来後から開始できるとされていますが，骨成長への影響を考慮する必要があります．また，閉経移行期まで服用することができますが，閉経以降あるいは 50 歳以降は投与しません．習慣的喫煙者は 35 歳以上で原則服用不可，40 歳以上への投与は慎重投与とされています．内服は，月経周期 5 日までに開始します．現在は，毎月消退出血を起こさせる周期的投与と，3〜4 ヵ月に 1 回消退出血を起こさせる連続投与の方法があるなど，LEP の選択肢も広がっているため，症状に応じて患者さんとよく相談しながら LEP の選択を行います．

　開始にあたっては，問診により，年齢，喫煙歴，静脈血栓塞栓症の家族歴を聴取し，身長・体重・血圧を確認して OC/LEP 処方の可否を判断します．特に投与開始後数ヵ月間が静脈血栓塞栓症の発症頻度がもっとも高いので，詳しく説明しておくことが重要です．

　服用開始後は，定期的に問診・血圧・体重のチェックを行い，子宮頸がん検診，超音波検査，血液検査，乳がん検診なども勧めます．

（鈴木）

| コラム | よくある相談
「私，更年期ですか？」

　更年期は，閉経の前後5年間の合計10年間とされ，更年期に現れる多種多様な症状の中で，器質的変化に起因しない症状を更年期症状と呼び，これらの中で日常生活に支障を来たす病態を更年期障害と定義されています．①のぼせ・発汗などの血管運動神経症状，②動悸・めまいなどの身体症状，③不眠・イライラなどの精神症状から構成されますが，現時点で明確な更年期障害の診断基準は存在しません．

　また更年期障害の主な原因は卵巣機能の低下ですが，それに加え，ⓐ加齢に伴う身体変化，ⓑ精神・心理的な要因，ⓒ社会文化的な環境因子などが複合的に影響することが多く，症状の出現の仕方，重症度なども個人差があります．器質的な疾患の有無や，甲状腺疾患，うつ病などとの鑑別も含めて，包括的に評価していくことが重要です．

　ホルモン測定については，月経周期の変動をもって卵巣機能の推定ができ，また，閉経の約2年後までE$_2$やFSHの濃度は大きく変動するため，ホルモン測定は参考に留めるべきとされています．閉経になるとE$_2$が10〜20 pg/mL で，FSH が 40 mIU/mL 以上を示すと考えられますが，1回の測定値のみで閉経の時期を結論づけることはできないので慎重に解釈する必要があります．一般的には，E$_2$の低下よりも FSH の上昇が先行しますが，FSH の上昇は閉経の前兆ではありますが，上昇しはじめたFSHの値から閉経年齢を予測することは難しいです．　　　　　　　　　　（鈴木）

**コラム** よくある相談「疲れが取れない」
未病の改善　〜補剤の活用〜

　疲れが取れないのでどうにかしてほしい，という訴えは，更年期世代の患者さんを中心に非常によくある愁訴です．生活状況を確認すると，とにかく忙しく家事や育児・介護，仕事に取り組み，睡眠時間も十分に取れていないケースが多々あります．西洋医学的スクリーニング検査で問題がなければ，人参・黄耆を含む漢方薬（補剤）の処方と養生（生活習慣の見直し）の大切さを伝えています．補剤の多くは，人参剤または参耆剤と呼ばれるもので，人参単独あるいは人参と黄耆の組み合わせを含むもの（参耆剤）とされています．主な補剤としては，胃腸虚弱などの症状があれば，人参湯❷・六君子湯❸・四君子湯❼を，疲労が主症状であれば，補中益気湯❶・十全大補湯❽・人参養栄湯⓲・清暑益気湯⓱などが候補にあげられます．参耆剤は他にもありますので，疲労感の他に何か気になることはないかを確認しながら参耆剤を選択していきます．

　また，十全大補湯❽や補中益気湯❶は，免疫力の向上も期待できるため，寒くなり始めると処方を希望して来院される患者さんが多い漢方薬です．11月〜4月頃まで内服していると風邪も引きにくく体調管理がしやすいと好評です．

　私自身は，補剤の使い分けができるようになって，西洋医学的治療では対応しにくい患者さんの訴えにもより寄り添えるようになったと感じています．病気になる前の段階，未病の段階で介入できることも漢方薬の大きなメリットです．　　　　　　　　（鈴木）

● 参耆剤：人参と黄耆を含む漢方薬

| | |
|---|---|
| 補中益気湯㊶ | 参耆剤の王様 |
| 十全大補湯㊽ | 参耆剤の女王．元気もなく貧血気味な方に |
| 人参養栄湯(108) | 高齢者，呼吸器疾患の参耆剤 |
| 加味帰脾湯(137) | こころの病向け参耆剤 |
| 帰脾湯(65) | 加味帰脾湯(137)より虚弱な方に |
| 半夏白朮天麻湯㊲ | めまいに対する参耆剤 |
| 清心蓮子飲(111) | 泌尿器疾患向け参耆剤 |
| 大防風湯(97) | リウマチ向け参耆剤 |
| 清暑益気湯(136) | 夏ばて向け参耆剤 |
| 当帰湯(102) | 胸痛・肋間神経痛向け参耆剤 |

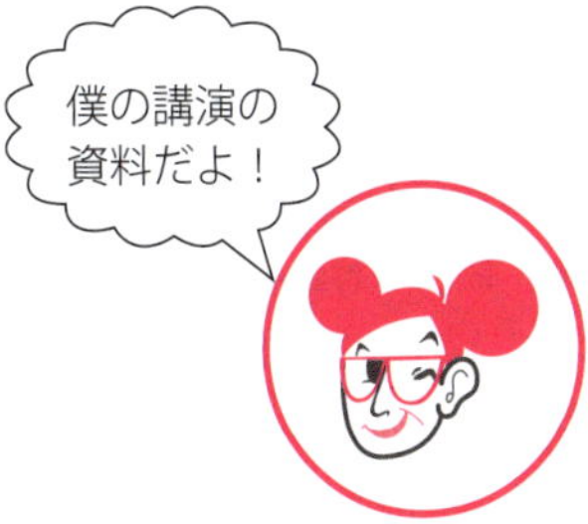

**コラム** 大豆は女性のミカタ？

　「大豆は身体に良さそう」，そのようなイメージを持っている女性は多いかと思います．しかし，同じように大豆製品を摂取しても，栄養面ではそのメリット（大豆にはたんぱく質・イソフラボン・オリゴ糖・サポニン・レシチンなどの有効成分が含まれます）を皆等しく受けることができますが，女性にとってうれしい作用を享受できるか否かは個人差があります．

　イソフラボンには，ダイゼイン，ゲニステイン，グリシステインの3種類があり，そのうちのダイゼインが腸内細菌により代謝され，エクオールが作られます．このエクオールの化学構造式がエストロゲンと似ており，エストロゲンに似た作用を有しています．

　エクオールを生み出す腸内細菌はすべての人の腸内に存在するわけではなく，日本人では2人に1人程度と言われています．自分がエクオールを作り出せるかどうかは市販の尿検査でチェックすることができます．

　エクオールには，①エストロゲン様作用，②抗エストロゲン作用，③抗アンドロゲン作用，④抗酸化作用が認められています．そのため，エストロゲンが不足したときにはエストロゲンの働きを補い，エストロゲンが足りているときには過剰な働きを抑えてホルモンバランスを整えるのを助けてくれる働きが期待できます．最近の報告では，エクオールを毎日10 mg摂取することで，ホットフラッシュの軽減，骨密度減少の予防，生活習慣病の予防や改善，シワの増加の抑制などさまざまな効果が期待できることがわかってきました．

エクオール産生菌を保有している方では，エクオール 10 mg を作るためには，大豆イソフラボン 30〜50 mg が必要と言われていますので，例えば，納豆 1 パック，豆腐 2/3 丁，豆乳 200 ml などの摂取が必要となります。

　エクオールを産生できない方は，エクオール含有食品を摂取することで，同じようにエクオールのメリットを得ることができるとされています。

　更年期症状が少しあるけど，婦人科に行くほどではない，というようなケースでは，まずエクオールを試してみることも一つの方法です。エストロゲンに比べ，生理活性がかなり低いので，効果判定は約 3 ヵ月後を目安として，3 ヵ月続けても効果がない場合は婦人科受診を勧めてください。また，ホルモン補充療法に抵抗がある方やホルモン補充療法の適応とならない方には，漢方薬とエクオールの併用で対応することもあります。

　また，乳房痛に対して，葛根湯を用いることがあります。葛根湯には，プエラリンというエクオールの前駆体であるダイゼインに似た前駆体が含まれており，腸内細菌によりダイゼインと同様に代謝され，ホルモンバランスを整えることで乳房痛を軽減する可能性があると考えられています。乳房痛に対して葛根湯で効果がある方とない方がいる，というのは，プエラリンを代謝できる腸内細菌の保有の有無によるのではないかとも考えられています。　　　　　　　　　　（鈴木）

**コラム** 患者さんの訴えに寄り添える漢方

　漢方薬の知識もなく外来診療を行っていた頃，患者さんが訴える症状に対して一通り検査をして問題がないと，「婦人科的には問題ありません」とお伝えして診療を終了することが多かったように思います．今思うと，患者さんの悩みに寄り添うことができず，何の解決策も示すことができていなかったと思います．何の手立ても講ずることができなかったので，手放していたのかもしれません．しかし，外来には，すでに内科，脳外科，耳鼻科，整形外科などを受診し，検査データに何の異常がないものの何らかの体調不良を訴えて受診される方が多くいらっしゃいますので，何らかの対応が要求されます．

　漢方薬を使用するようになってからは，検査上問題ない患者さんの訴えこそが漢方の出番であると，そうした患者さんに向き合うことができるようになり，その訴えを解決または軽減することにやりがいを強く覚えるようになりました．中学生の頃からずっと悩まされていた頭痛が，漢方薬で消失した40代の方には，「もっと早くこの漢方薬に出会っていれば人生が変っていたかも」と言われたこともあります．「漢方薬なんて本当に効くの？」と私も最初は懐疑的でした．しかし，実際に使用して患者さんの症状が改善していく様子をみることでどんどん漢方薬の効果に魅せられて，今では漢方薬なくしてはとても私の外来は成り立たない状況になりました．　　　　　　　　　　　（鈴木）

# おわりに

　よい本が，できました．フローチャートシリーズの嚆矢と
なった『フローチャート漢方薬』と相互矛盾せず，かつそれ
を土台にして，女性に特化したフローチャートです．難解な
漢方用語はありません．もしもちょっと難しい漢方用語に遭
遇したらそれを無視して読み進めて頂いて問題ない構成に
なっています．

　漢方薬との真剣なお付き合いも20年を超えました．いろい
ろな先生を訪ね，いろいろな先生の講演を拝聴し，そしてい
ろいろな先生の本を読破して，やっぱり師匠の松田邦夫先生
の仰ることが，僕の根幹をなしています．

　松田邦夫先生の処方方法を徹底的にパクって（TTP して），
『フローチャート漢方薬』を上梓しました．漢方理論も古典の
読破も必要ないということを付け加えたのは僕の直感です．
直感と言っても，それまで必死に勉強して積み上げたことか
らの，一瞬の帰結です．それで合っていると僕自身の拙い経
験や周囲を鑑みて，そう思えたのです．それが，僕がちょっ
と付け加えた進化です．徹底的にパクって，そしてちょっと
の進化（S）を加えたのです．TTPS を実践しました．

　『フローチャート漢方薬』が登場して，漢方を勉強したこと
がある人，漢方を教えている人は，「必ず潰れる！　潰され
る！」と思ったことでしょう．しかし，潰れませんでした．
むしろ，西洋医には大歓迎されたと思っています．フロー
チャート的作戦への漢方医からの沈黙は数年間続きました
が，ついに複数の漢方医が，僕と同じ作戦で本を執筆してい
ます．僕の考え方がパクられたのです．大歓迎の瞬間です．

しかし，多くの本は，僕のように漢方的診察も古典の読破も必要ないということに振り切れません．まだまだ，僕達のフローチャートシリーズが重宝されるのは，その振り切れた感にあると思っています．

そして，少々アドバンス的な本として，『3秒でわかる漢方ルール』と『実践3秒ルール　128漢方処方分析』を出しました．そしてこの考え方も最近パクられました．それも大歓迎です．よいものはパクられるのです．それがよいものの証明だと僕は思っているので，最近は本当に嬉しいのです．

師匠の松田邦夫先生は漢方にいろいろな考え方があっていいと言われます．松田邦夫先生に学んだ漢方医もいろいろな考え方の人々がいます．その一人の異端者が僕と思っています．僕は自分が異端であることを誇りに思っています．同じ思考を持つ仲間と楽しいコミュニティを作ることもいいでしょう．しかし，学問が進歩するには，仲良しサークルでは，まったく新しい思考は生まれないのです．

そんな異端な僕に，10年以上に渡って毎週，漢方の神髄を教え続けて頂いている松田邦夫先生には感謝の気持ちで一杯です．僕が上梓した数々の漢方本の巻頭言はほぼすべて先生によるものです．松田邦夫先生の幅広い包容力で，今のフローチャートシリーズの根幹をなすモダン・カンポウの考え方が育まれました．言い尽くせない感謝の気持ちで一杯です．

そして10年以上に渡り僕の執筆を応援して頂いている新興医学出版社の方々と，社長の林峰子さんに御礼申し上げます．

西洋薬でも漢方薬でも患者さんの役に立てばいいのです．今ある漢方薬で今ある症状がよくなることが何より大切と思っています．

2019年5月　新見正則

# 参考文献

新見正則 ·····································································

1) 松田邦夫，稲木一元：臨床医のための漢方［基礎編］．カレントテラピー，1987

2) 大塚敬節：大塚敬節著作集　第 1 巻〜第 8 巻 別冊．春陽堂，1980–1982

3) 大塚敬節，矢数道明，清水藤太郎：漢方診療医典．南山堂，1969

4) 大塚敬節：症候による漢方治療の実際．南山堂，1963

5) 稲木一元，松田邦夫：ファーストチョイスの漢方薬．南山堂，2006

6) 大塚敬節：漢方の特質．創元社，1971

7) 大塚敬節：漢方と民間薬百科．主婦の友社，1966

8) 大塚敬節：東洋医学とともに．創元社，1960

9) 大塚敬節：漢方ひとすじ：五十年の治療体験から．日本経済新聞社，1976

10) 松田邦夫：症例による漢方治療の実際．創元社，1992

11) 日本医師会 編：漢方治療の ABC．日本医師会雑誌臨増 108 (5)，1992

12) 大塚敬節：歌集杏林集．香蘭詩社，1940

13) 三潴忠道：はじめての漢方診療十五話．医学書院，2005

14) 花輪壽彦：漢方診療のレッスン．金原出版，1995

15) 松田邦夫：巻頭言：私の漢方治療．漢方と最新治療 13 (1)：2-4，世論時報社，2004

16) 新見正則：本当に明日から使える漢方薬．新興医学出版社，2010

17) 新見正則：西洋医がすすめる漢方．新潮社，2010

18) 新見正則：プライマリケアのための血管疾患のはなし漢方診療も含めて．メディカルレビュー社，2010

19) 新見正則：フローチャート漢方薬治療．新興医学出版社，2011

20) 新見正則：じゃぁ，死にますか？　リラックス外来トーク術．

新興医学出版社, 2011

21) 新見正則：簡単モダン・カンポウ. 新興医学出版社, 2011

22) 新見正則：じゃぁ, そろそろ運動しませんか？ 新興医学出版社, 2011

23) 新見正則：iPhone アプリ「フローチャート漢方薬治療」

24) 新見正則：じゃぁ, そろそろ減量しませんか？ 新興医学出版社, 2012

25) 新見正則：鉄則モダン・カンポウ. 新興医学出版社, 2012

26) 松田邦夫・新見正則：西洋医を志す君たちに贈る漢方講義. 新興医学出版社, 2012

27) 新見正則：実践ちょいたし漢方. 日本医事新報 4683(1), 2014

28) 新見正則：症例モダン・カンポウ. 新興医学出版社, 2012

29) 新見正則：飛訳モダン・カンポウ. 新興医学出版社, 2013

30) 新見正則：患者必読医者の僕がやっとわかったこと. 朝日新聞出版, 2014

31) 新見正則：フローチャート漢方薬治療 2. 新興医学出版社, 2014

32) 新見正則：3 秒でわかる漢方ルール. 新興医学出版社, 2014

33) 樫尾明彦, 新見正則：スーパー★ジェネラリストに必要なモダン・カンポウ クリニカル・パール集＆総合医の実体験. 新興医学出版社, 2014

34) 新見正則：患者さんのためのフローチャート漢方薬. 新興医学出版社, 2015

35) 新見正則：実践 3 秒ルール 128 漢方処方分析. 新興医学出版社, 2016

36) 新見正則：サクサク読める漢方ビギナー処方ドリル. 新興医学出版社, 2016

37) 新見正則, 樫尾明彦：モダン・カンポウ上達チェックリスト. 新興医学出版社, 2016

38) 新見正則：ボケずに元気に 80 歳！一名医が明かすその秘訣. 新潮文庫, 2017

39) 新見正則：論文からひもとく外科漢方. 日本医事新報社, 2017

40) 新見正則：メディカルヨガ―誰でもできる基本のポーズ. 新興医学出版社, 2017

41）新見正則：フローチャートこども漢方薬—びっくり・おいしい飲ませ方．新興医学出版社，2017

42）新見正則：フローチャートがん漢方薬—サポート医療・副作用軽減・緩和に．新興医学出版社，2017

43）新見正則：イグノーベル的バランス思考—極・健康力．新興医学出版社，2017

44）新見正則：フローチャート高齢者漢方薬—フレイルこそ漢方のターゲット．新興医学出版社，2017

45）新見正則，千福貞博，坂崎弘美：漢方♥外来ナンパ術．新興医学出版社，2017

46）新見正則，井上　明：獣医版フローチャートペット漢方薬—実は有効！明日から使える！．新興医学出版社，2018

47）新見正則，チータム倫代：フローチャート皮膚科漢方薬—いつもの治療にプラスするだけ．新興医学出版社，2018

48）新見正則，古郡規雄：フローチャートメンタル漢方薬—臨床精神薬理学の第一人者が教えます．新興医学出版社，2019

49）新見正則，千福貞博，坂崎弘美：漢方♥外来　先生，儲かりまっか？．新興医学出版社，2019

鈴木美香 ·············

1) 日本産科婦人科学会，日本産婦人科医会：産婦人科診療ガイドライン　婦人科外来編. 2017

2) 日本産科婦人科学会，日本産婦人科医会：産婦人科診療ガイドライン　産科編. 2017

3) 日本産科婦人科学会：低用量経口避妊薬，低用量エストロゲン・プロゲスチン配合薬ガイドライン（OC・LEP ガイドライン）2015 年度版，2015

4) 男性型および女性型脱毛症診療ガイドライン作成委員会：男性型および女性型脱毛症診療ガイドライン 2017 年版. 日皮会誌：127（13）：2763-2777，2017

5) 日本女性医学学会編：女性医学ガイドブック　思春期・性成熟期編 2016 年度版. 金原出版，東京，2016

6) 日本女性医学学会編：女性医学ガイドブック　更年期医療編 2014 年度版　金原出版，東京，2014

7) 高山宏世編著：腹証図解　漢方常用処方解説. 東洋学術出版社，千葉，1988

8) 寺澤捷年：症例から学ぶ和漢診療学. 医学書院，東京，2006

9) 秋葉哲生：活用自在の処方解説. ライフサイエンス，東京，2009

10) 青野敏博，苛原　稔：産婦人科外来処方マニュアル　第 4 版. 医学書院，東京，2013

11) 後山尚久：女性診療科医のための漢方医学マニュアル　改訂第 2 版. 永井書店，大阪，2008

12) 後山尚久：" 治せる " 医師をめざす　疾患・症状別　はじめての漢方治療－原典条文と最新エビデンスに基づいた漢方医学実践－. 診断と治療社，東京，2013

# 索 引

## あ

温経湯 **106** (うんけいとう) ……………… 41, 43, 67, 69, 101, 167
越婢加朮湯 **28** (えっぴかじゅつとう) …………………………… 121

## か

葛根湯 **1** (かっこんとう) …………………………… 111, 137, 155
加味帰脾湯 **137** (かみきひとう) …………… 27, 91, 109, 145, 149
加味逍遙散 **24** (かみしょうようさん)
………… 25, 29, 31, 33, 67, 75, 79, 89, 103, 141, 149, 151
甘麦大棗湯 **72** (かんばくたいそうとう) ………………………… 153
帰脾湯 **65** (きひとう) ……………………………………………… 27
芎帰膠艾湯 **77** (きゅうききょうがいとう) …………………… 73, 83
桂枝加芍薬湯 **60** (けいしかしゃくやくとう) …………………… 33
桂枝加朮附湯 **18** (けいしかじゅつぶとう) ……………… 157, 159
桂枝加竜骨牡蛎湯 **26** (けいしかりゅうこつぼれいとう)
………………………………………………………… 79, 121, 163
桂枝茯苓丸 **25** (けいしぶくりょうがん)
……………………… 37, 67, 71, 77, 81, 89, 111, 117, 173
桂枝茯苓丸加薏苡仁 **125** (けいしぶくりょうがんかよくいにん)
………………………………………………………………… 161, 173
香蘇散 **70** (こうそさん) …………………………………… 31, 89
牛車腎気丸 **107** (ごしゃじんきがん) ……………………… 95, 117
呉茱萸湯 **31** (ごしゅゆとう) …………………………… 31, 137, 155
五苓散 **17** (ごれいさん) ……………………… 29, 75, 135, 137, 139

## さ

柴胡加竜骨牡蛎湯 **12** (さいこかりゅうこつぼれいとう)
………………………………… 35, 91, 121, 141, 153, 163
柴胡桂枝乾姜湯 **11** (さいこけいしかんきょうとう)
………………………………………………………………… 91, 151
柴苓湯 **114** (さいれいとう) ………………………………………… 47
三物黄芩湯 **121** (さんもつおうごんとう) ………………………… 89
四逆散 **35** (しぎゃくさん) …………………………………… 121, 153
四物湯 **71** (しもつとう) ………………………………… 29, 165, 167

187

炙甘草湯 64 (しゃかんぞうとう) ………………………… 141

芍薬甘草湯 68 (しゃくやくかんぞうとう) ……………… 71, 155

十全大補湯 48 (じゅうぜんたいほとう)
　　　　…… 73, 109, 125, 133, 143, 163, 165, 167

十味敗毒湯 6 (じゅうみはいどくとう) …… 99, 111, 161

小建中湯 99 (しょうけんちゅうとう) …… 125, 127, 171

小柴胡湯 9 (しょうさいことう) ………………………… 37

小半夏加茯苓湯 21 (しょうはんげかぶくりょうとう) ………… 49, 107

真武湯 30 (しんぶとう) ……………………… 127, 133, 139

清心蓮子飲 111 (せいしんれんしいん) ……………… 95, 147

## た

大黄甘草湯 84 (だいおうかんぞうとう) ………………… 129

大建中湯 110 (だいけんちゅうとう) ……………… 115, 127

大柴胡湯 8 (だいさいことう) ……………… 37, 43, 117, 169

釣藤散 47 (ちょうとうさん) ……………………………… 137

猪苓湯 40 (ちょれいとう) ……………… 95, 97, 119

通導散 105 (つうどうさん) ……………… 77, 81, 129

桃核承気湯 61 (とうかくじょうきとう)
　　　　………………… 37, 71, 77, 81, 129, 161

当帰飲子 86 (とうきいんし) ………………………… 163

当帰建中湯 123 (とうきけんちゅうとう) ……… 83, 127

当帰四逆加呉茱萸生姜湯 38 (とうきしぎゃくかごしゅゆしょうきょうとう)
　　　　………………………………………………… 131

当帰芍薬散 23 (とうきしゃくやくさん)
　　… 37, 41, 43, 67, 69, 75, 83, 101, 113, 131, 135, 173

## な

二朮湯 88 (にじゅつとう) ………………………… 157

女神散 67 (にょしんさん) ……………… 35, 109

人参湯 32 (にんじんとう) ………………………… 49

## は

排膿散及湯 122 (はいのうさんきゅうとう) ……………… 99, 111

八味地黄丸 7 (はちみじおうがん) ……… 29, 45, 95, 97, 119, 123

半夏厚朴湯 16 (はんげこうぼくとう) ……………… 107, 141

半夏白朮天麻湯 37 (はんげびゃくじゅつてんまとう)
　　　　………………………… 139, 147, 171

防已黄耆湯 20 (ぼういおうぎとう) ……………… 33, 121, 135, 169

防風通聖散 ⑥ (ぼうふうつうしょうさん) ·················· 169
補中益気湯 ⑪ (ほちゅうえっきとう) ·············· 45, 103, 123, 143

## ま

麻子仁丸 ⑫ (ましにんがん) ······························ 129

## や

抑肝散 ⑤ (よくかんさん) ·················· 35, 79, 149, 151, 155
抑肝散加陳皮半夏 ⑧ (よくかんさんかちんぴはんげ) ·········· 79, 119

## ら

六君子湯 ⑬ (りっくんしとう) ·················· 43, 107, 125, 145
竜胆瀉肝湯 ⑯ (りゅうたんしゃかんとう) ······················ 97, 119
苓姜朮甘湯 ⑱ (りょうきょうじゅつかんとう) ······················ 133
苓桂朮甘湯 ㊴ (りょうけいじゅつかんとう) ················ 31, 139, 171

# 書店にて好評発売中

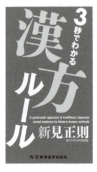

## 3秒でわかる漢方ルール

新見正則（帝京大学医学部外科 准教授）：著

● 生薬から漢方の世界を推論します!!

B6変型判　168頁
定価（本体価格2,700円＋税）
ISBN9784880021836

--- CONTENTS ---

### Ⅰ．相関の世界にわかりやすいルールを！

因果が大切か，相関で十分か？
ビッグデータ，そしてインフルトレンド
コンプレキシティ（複雑系），そしてボイド
Improbable, つまり有り得ないこと！　　ほか

### Ⅱ．まったくの初心者向け―漢方が上達するために―

漢方上達のための7箇条
　❶いっそ，ラムネと思って処方しよう
　❷無限の海を泳がない
　❸人の経験は信じない
　❹食べ物の延長と思って処方する
　❺保険適応でなければ意味がない
　❻医療費の削減になることを体感する
　❼古典は読まない．腹診はしない
究極の上達の法則　本当にラムネと思って使用する！　　ほか

株式会社 新興医学出版社　　info@shinkoh-igaku.jp

# ぜひ本書とあわせてお読み下さい

## ●因果を求めず相関を理解しよう！

複雑混沌とした漢方の世界にわずか3秒で合理的に理解できるルールをまとめました。今まで誰も書かなかった、Improbable（ありえない）本ができました。お楽しみください。

## ●松田邦夫先生ご推薦!!

生薬一つ一つの主要な働きを知ると，漢方処方の働きがわかるようになります．

処方の法則性を見いだそうとするのは，一段上のレベルの勉強ですが，実は面白い，実地に役立つことです．いつものように新見先生らしさが出ている楽しい有用な本です．ぜひ多くの方に読んでいただきたく推薦いたします．

社団法人日本東洋医学会元会長名誉会員　松田邦夫

---

## III. 中級者も納得！複雑で混沌とした世界に体系的法則を

漢方15分類チャート
1つの生薬で漢方の方向性がわかる
すべての生薬の方向性
虚実のルール
寒熱のルール
腹診のルール
気・血・水のルール
気逆・気うつ・気虚・血虚・瘀血・水毒のルール
生薬数で分類
生薬の加減で名前が異なる漢方薬
まれに使用される生薬から魅力を探る　ほか

## IV. 上級者もビックリ！さらなる混沌とした世界にも体系的法則を

六病位のルール　　　　脈診のルール
舌診のルール　　　　　おまけとあそび

---

 株式会社 新興医学出版社　info@shinkoh-igaku.jp

## 【著者略歴】

**新見　正則** Masanori Niimi, MD, DPhil, FACS

| | |
|---|---|
| 1985 年 | 慶應義塾大学医学部卒業 |
| 1993 年～1998 年 | 英国オックスフォード大学医学部博士課程留学 |
| | 移植免疫学で Doctor of Philosophy（DPhil）取得 |
| 1998 年～ | 帝京大学医学部に勤務 |
| 2002 年 | 帝京大学外科准教授 |
| 2013 年 | イグノーベル医学賞 |
| 2018 年～ | さくらウィメンズクリニック浦安 |

**専　門**　消化器外科，血管外科，移植免疫学，日本東洋医学会指導医・専門医，労働衛生コンサルタント，日本体育協会認定スポーツドクター，セカンドオピニオンのパイオニアとしてテレビ出演多数．漢方医学は松田邦夫先生（東大 S29 年卒）に学ぶ．

**趣　味**　トライアスロン，中国語，愛犬ビションフリーゼ

---

**鈴木　美香** Mika Suzuki, MD, PhD

| | |
|---|---|
| 1996 年 | 浜松医科大学卒業 |
| 1996 年 | 浜松医科大学産科婦人科学教室入局 |
| 2003 年 | 浜松医科大学大学院修了 |
| 2003 年 | 米国カリフォルニア大学サンディエゴ校がんセンター |
| 2006 年 | 聖隷健康診断センター |
| 2010 年～ | 聖隷健康サポートセンター *Shizuoka*　所長 |
| 2016 年～ | 静岡県立大学客員教授 |

**資　格**　日本産科婦人科学会専門医，日本東洋医学会漢方専門医，日本女性医学学会女性ヘルスケア専門医，日本臨床細胞学会細胞診専門医，社会医学系専門医・指導医，人間ドック健診指導医，検診マンモグラフィ読影認定医，日本医師会認定産業医，日本医師会認定健康スポーツ医，労働衛生コンサルタント，浜松医科大学大学院非常勤講師，静岡大学学校医

**趣　味**　温泉巡り，ゴルフ，クラッシック音楽鑑賞

---

| | | |
|---|---|---|
| | 4 刷 | 2025 年 5 月 28 日 |
| ©2019 | 第 1 版発行 | 2019 年 6 月 20 日 |

## フローチャート女性漢方薬
## とくに女性には効果バツグン！

（定価はカバーに表示してあります）

| イラスト　高野綾美 | 著者 | 新見正則・鈴木美香 |
|---|---|---|

| | |
|---|---|
| | 発行者　　　　　　林　　　峰　子 |
| 検　印 | 発行所　　株式会社 新興医学出版社 |
| 省　略 | 〒113-0033　東京都文京区本郷6丁目26番8号 |
| | 電話　03(3816)2853　　FAX　03(3816)2895 |

---

印刷　三報社印刷株式会社　　　ISBN978-4-88002-587-2　　　郵便振替　00120-8-191625

---

・本書の複製権・翻訳権・上映権・譲渡権・公衆送信権（送信可能化権を含む）は株式会社新興医学出版社が保有します。
・本書を無断で複製する行為（コピー，スキャン，デジタルデータ化など）は，著作権法上での限られた例外（「私的使用のための複製」など）を除き禁じられています。研究活動，診療を含む業務上使用する目的で上記の行為を行うことは大学，病院，企業などにおける内部的な利用であっても，私的使用には該当せず，違法です。また，私的使用のためであっても，代行業者等の第三者に依頼して上記の行為を行うことは違法となります。
・**JCOPY** 〈(社)出版者著作権管理機構 委託出版物〉
本書の無断複製は著作権法上での例外を除き禁じられています。複製される場合は，そのつど事前に，(社)出版者著作権管理機構（電話 03-5244-5088，FAX03-5244-5089，e-mail：info@jcopy.or.jp）の許諾を得てください。